2024-25 年版

診療所事務職のための

外来レセプト
Lesson

基本［内科］

医療事務サポート（株）スマイル代表　神原充代［著］

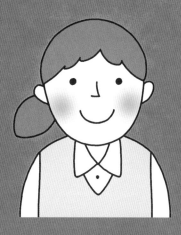

MC メディカ出版

オンライン教材 くりちょこ バリュー版

お申込手順

1. 下記の URL からパスワードを入力すると、バリュー版 ご登録画面が開きます。

   https://clinic.medica.co.jp/lp/r6gairai/

2. 1 の登録画面から、必要事項をご登録ください。ご登録には、有効なクレジットカード情報が必要です。

3. 2 で登録いただいたメールアドレス宛に、バリュー版 のログイン URL・ID・仮パスワードを 2 営業日以内にお送りします。

4. メールが届いたら、記載の URL から ID と仮パスワードでログインしてください。ログイン後、お好きなパスワードに変更できます。

5. バリュー版 ご利用期間は、ID・パスワード発行日から 3 か月です。継続してご利用の場合は、追加のお手続きは不要です。継続しない場合は、バリュー版ご利用期間内に解約ください。解約手続きは簡単です。

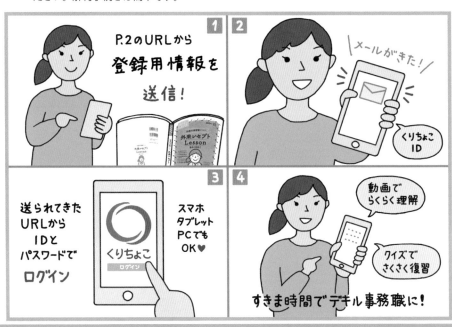

バリュー版 で できること

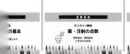

ID・パスワードのメール受信から **3** か月 **たっぷりご利用ください**

スキマ時間でらくらく！

間中、**くりちょこ**の全教材を利用可能

1動画 約 **2**分！

たとえば……

診療報酬改定 2024 …… 診療所関連の主な改定項目をまとめて学べます。

動画・テキスト・クイズ
お好みのスタイルで！

保険のしくみと基本診療料【2024年改定対応版】 …… レセプト事務が初めての人のためのプログラムです。保険のしくみを知り、受付時のレセコン入力内容を理解できます。

管理料と指導料【2024年改定対応版】 …… レセプト実務を始める段階の人向けのプログラムです。よく算定する管理料について、考えかたと算定のポイント、患者さんへの説明がわかります。

継続しやすいから
学習効果が高まる！

確認ください

本書に付属のパスワードは 2026 年 4 月末日まで有効です。
推奨 OS は Windows10 以降、macOS 13 Ventura 以降、ChromeOS、Android10.0 以降、iOS16 以降です。
推奨ブラウザは Chrome、Safari の各最新版です。
バリュー版 には、くりちょこ質問 BOX は含まれません。

なんと質問 BOX つきで、
3 か月 6,000 円 (別途消費税)

バリュー版 ご利用後は継続限定プラン※でお得に **くりちょこ**をご利用いただけます

バリュー版ご利用期間終了前の解約で料金は一切かかりません。解約は解約専用フォームで簡単1分！

※ ID を継続して利用でき、料金もお得なプランです。くりちょこ質問 BOX サービスをご利用いただけます。

スマホでちょこちょこ、
レセプトがわかる！

クリニック事務職のための オンライン教材

CLI-CHOCO くりちょこ

本書著者が監修

私がおすすめします！

医療事務サポート (株)スマイル　代表
神原充代　先生

お問い合わせ　**e-mail**　clinic-eigyo@medica.co.jp

この本を手に取られた皆さまへ

　医療事務は資格がなくてもできるお仕事です。未経験でもできる仕事である反面、教えてくれる先輩もいない環境でレセプト作成を担わなければならないことも少なくありません。また、資格を持っていても、習ったことと業務が結びつかず、不安や疑問を抱えながらお仕事をされている方が大多数です。

　そんな不安や疑問を少しでも減らして、この仕事を心から楽しめる人が増えてほしい。そんな思いから、この本ができました。これから医療事務を目指す方、働きはじめたけれどよくわからないという方に、読んでいただきたいと思っています。

　私は医療事務の仕事に 25 年以上携わっています。今では考えられませんが、私が仕事を始めたころは、紙レセプトに手書きしていました。この本を手に取っていただいた方のなかには、専門学校や資格講座で学習された方も多くいらっしゃるでしょう。そこでは、カルテを見て、紙レセプトに手書きで作成することを学んだと思います。

　ですが実際はどうでしょう。電子化が進み、パソコン上で算定項目を選べばレセプトができる仕組みになっています。

　点数を覚えることよりも、算定のしくみを理解すること。算定できる条件を満たしているか、病名が漏れていないか、など、正しい知識に基づいた判断・確認をできる力が必要とされています。

　また、個別指導での指摘も、算定を行なった根拠となるカルテ記載に対する指摘が多数を占めます。事務スタッフも、カルテ内容を理解し、レセプト作業の際にカルテ記載を確認することを心掛けていただけければと思います。

　医療事務のお仕事は、診療科や院長先生の考えかたによる算定方法の違いも

存在しますが、基本は共通です。まずは基礎を知り、職場でのやりかたが全国共通のルールなのか、院内での工夫によるルールなのかを理解する必要があります。基本を身につけてこそ、さらにステップアップすることができます。

　ぜひ、この本でレセプト作成と診療報酬の基礎を学んでいただき、クリニックに貢献できる人材を目指してください。

　そして、医療事務のお仕事は、レセプトを作成することだけではありません。医師・看護師等の専門職と、患者との間に立つパイプ役には、事務スタッフが非常に適しています。

　また事務スタッフが医師のサポート役となることで、医師の業務負担を減らし、より良い医療の提供につながります。

　医療事務職は、クリニックの一員として、患者に寄り添った医療の提供に貢献できるのです。

　ますます高齢化が進むこの社会において、医療の提供を支える事務スタッフの存在は重要性を増しています。これから事務職として働く皆様、事務スタッフとしてご活躍中の皆様には、つねに知識・スキルの習得を継続し、医療機関で欠かせない人材として活躍されることを願っています。

2024 年 5 月

株式会社スマイル

代表

神原充代

目次

Lesson 1 上書き部分を記入する

本書の内容は 2024 年 4 月 1 日までの告示・通知・事務連絡に基づいています。

本書の使いかた

　本書は医科診療報酬点数表の章立てに準じ、Lesson1 〜 7 の章で構成しています。章内の各 Lesson は、「基本」と「参考」に分かれています。「基本」は、レセプト事務が初めての人でも早めに知っておいてほしいこと。「参考」は、必ずしも全員にとって必須ではない内容や、重要ではあるものの直接的にはあまり業務に影響のない知識です。職場の診療内容やご自身の目的に合わせて、読み進めてください。

診療報酬点数表等のどの部分に
あたる内容かを示しています。

「説明」のカコミ内で、
言葉の意味など、基本的な内容を
補足しています。

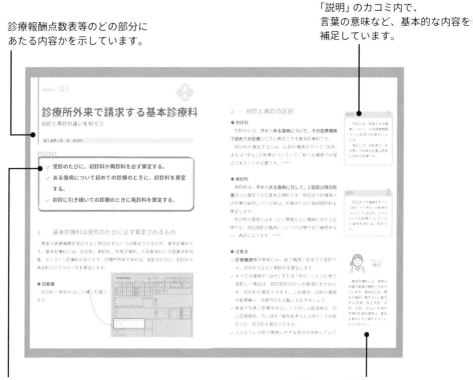

各章の重要ポイントです。
復習や算定時のチェックリストとして利用してください。

「ちょっと補足」で
レセプト実務での豆知識や、
本書で省略する内容について
一部補足します。

Lesson 1

上書き部分を記入する

基本

どうしてレセプト請求が必要なのか

レセプトの目的とレセプト請求の流れを知ろう

POINT

- ✓ レセプト（＝診療報酬明細書）は、診療費を保険者へ請求するためのもの。
- ✓ 患者ごとに、ひと月1枚ずつ作成する。
- ✓ 請求を1カ月分まとめて審査支払機関に送る。

1 ― レセプトは診療費を保険者へ請求するためのもの

保険診療では、医療機関で診療を受けた人が、治療費の全額を支払うわけではありません。患者は治療費の一部だけを窓口で支払い、残りの費用は保険者 ▶説明1 から医療機関に支払われます。（詳しくは Lesson1・09 も参照してください。）

保険者に医療費の残りを支払ってもらうには、診療所から請求しなければなりません。そのために、「この月にこの患者にどれだけの医療を提供したか」を明細にしたものが、レセプト ▶説明2 です。

説明 1

「保険者」を説明するときは、「保険証を発行するところ」または「健康保険料の支払い先」と言うと、わかってもらいやすいでしょう。

説明 2

「診療報酬明細書」も、レセプトのことです。厚生労働省の告示や通知などでは、「レセプト」ではなく法律上の名称の「診療報酬明細書」と書かれていますので知っておきましょう。

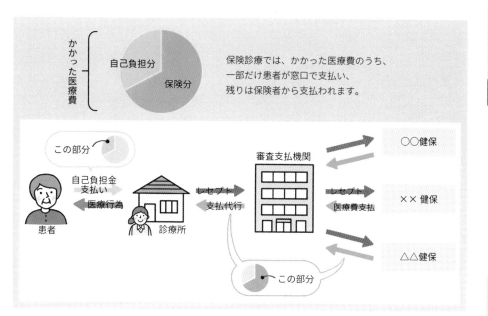

2 — 請求を 1 カ月分まとめて審査支払機関に送る

レセプトは、患者ひとりずつの 1 カ月分の診療を月末で締めて作成し、翌月 10
日までに審査支払機関に送ります。たとえば、4 月 1 日〜 30 日の診療内容は 5 月
10 日までに。5 月 1 日〜 31 日の分は 6 月 10 日までに送るスケジュールです。

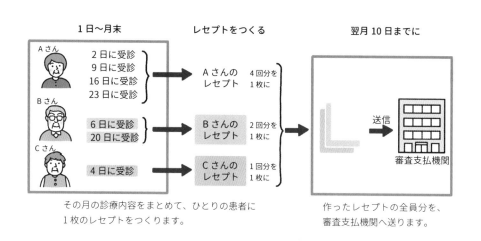

ちょっと
補足

カルテ3枚目とレセプト

　レセプト作成は、患者ひとりひとりについて、その月に提供した診療内容を、すべて1枚にまとめるという作業です。

　毎日の診療の際、カルテの3枚目に、下のようにその日に行なった診療と算定する点数が記録されています（Lesson1・04も参照してください）。

　このカルテでいうと、6月分のレセプトを作るときは左の3列分の内容を1枚のレセプトにして7月10日までに審査支払機関に送るということになります。7月分は次の2列分の内容をレセプト1枚にして8月10日までに送信、8月分は次の3列分を9月10日までに送信――というサイクルです。

6月分のレセプト　　7月分のレセプト　8月分のレセプト

月日／種別	6／2	6／16	6／27	7／14	7／28	8／5	8／18	8／21	/	/	/	/	備考
初診再診	77	76	76	76	76	76	76	76					
夜間早朝		50		50									
外来管理		52	52		52		52						
医学管理	333			333		333							
処方箋	60	60	60	60	60		60	60					
処置								52					
点数	470	238	188	519	188	409	188	188					
負担金徴収額	1410	710	560	1560	560	1230	560	560					
食事療養算定額													
標準負担額													

どこに何を書くか
レセプトの様式を知ろう

診療報酬請求書等の記載要領Ⅰ、Ⅱ

POINT

> ✓ 医療機関の情報や保険の情報を書く部分を「上書き部分」
> という。
> ✓ 上書き部分をミスすると確実に返戻になる。

1 ── 電子レセプトと紙レセプト

　最近は診療所でも電子レセプトが大半で、紙レセプト
を見たことがない人も少なくありません。ですが、電子
カルテでのレセプト作成も、紙レセプトを基準に作られ
ています。たとえ紙レセプトを作成することはなくて
も、電子レセプトの内容を理解するには、じつは、紙レ
セプトを読めるようになることが早道です。

　ほとんどの診療所で、レセプトは電子カルテやレセプ
トコンピュータ▶説明1 で作成される電子レセプトになっ
ています。この場合、診療報酬名を手入力することはあ
りませんし、点数は自動で呼び出されます。

　つまり、レセプト業務のスキルアップには、診療報酬
の点数や名前を覚えることが大事なのではありません。
点数を覚えることではなく、レセコンで作られたレセプ

説明　1

　現場ではみなさん「電カ
ル」「レセコン」と呼んで
いますから、本書でも以下
は略して表記します。

ちょっと
補足

　手入力ができないわけで
はありませんが、とくに病
名は直接入力することが返
戻・減点につながります。
必ず、データベースにある
名称を検索で呼び出すよう
にしましょう。

トの内容や点数表の読みかたがわかること、不明点があればどうやって調べればよいかわかっていることが重要です。

2 ── 記載すること

ここでは、レセプトのどこに何を書くかを簡単に紹介します。右のページのレセプト様式の図とあわせて見てください。具体的な書きかたは、後のページで説明します。

◆ いつ行なった診療内容に対する請求か（①）

「令和　　年　　月分」欄に、診療が行なわれた年月を記載します。▶説明2

◆ 医療機関の情報（②、⑧）

②の欄に、2ケタの都道府県番号と、自院の医療機関コード（7ケタ）を記載します。⑧欄に、所在地および名称を記載します。▶説明3

◆ 保険の内容（③）

保険証▶説明4で確認する場合は、「保険種別」「本人・家族」「保険者番号」「被保険者証の記号・番号」欄に、保険の情報を記載します。カルテと一致しているかで確認します。詳しくはLesson1・03で説明します。

◆ 公費負担の情報（④）

公費負担医療に該当する場合は、受給者番号を記載します。詳しくはLesson1・05で説明します。

説明 2

レセプトには、提出する月でなく、診療を行なった月を書きます。

説明 3

「保険医療機関の所在地及び名称」（⑧の欄）は、手書きに限らず印刷やゴム印でも構いません。

説明 4

「レセプト」＝「診療報酬明細書」なのと同じように、「カルテ」は「診療録」、「保険証」は「被保険者証」と表記されていることもあります。法律上の名称は「診療録」「被保険者証」です。

オンライン資格確認の場合は、マイナンバーカードで本人確認することで、保険の情報を取り込めるため、保険証情報を手入力することはありません。保険の資格喪失もその場で確認できます。

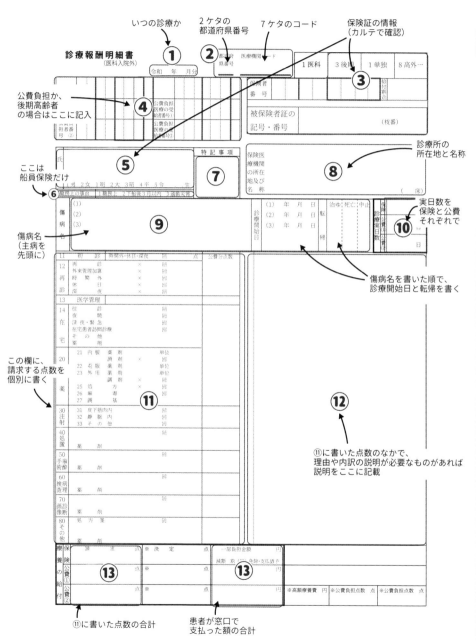

いつの診療か ①

2ケタの都道府県番号 ②

7ケタのコード

保険証の情報（カルテで確認）③

公費負担か、後期高齢者の場合はここに記入 ④

ここは船員保険だけ ⑥

⑤

特記事項 ⑦

診療所の所在地と名称 ⑧

実日数を保険と公費それぞれで ⑩

傷病名（主病を先頭に）⑨

傷病名を書いた順で、診療開始日と転帰を書く

この欄に、請求する点数を個別に書く ⑪

⑫

⑪に書いた点数のなかで、理由や内訳の説明が必要なものがあれば説明をここに記載

⑬

⑪に書いた点数の合計

⑬

患者が窓口で支払った額の合計

◆ 受診者（⑤）

　受診した人（患者）の氏名、性別、生年月日を記載します。これもカルテと一致しているかで確認します。

　氏名は、漢字の表記だけでなく、読みをカタカナで記録することが推奨されています。そのため、電カルやレセコンでは、入力時にカナも同時にレセプトシステムに記憶されます。名前とは違う読みで漢字入力することも実際によくあることですが、その場合は後で、カナを正しい読みどおりに訂正することを忘れないでください。

◆ 職務上の事由（⑥）

　保険の種類が船員保険の場合のみ、該当する項目を○で囲みます。

◆ 特記事項（⑦）

　該当する項目がある場合に、決められた略号を記載します。

◆ 傷病名と開始した日、転帰（⑨）

　傷病名を記載します。傷病が複数あるときは、いちばん上に主傷病、その後に副傷病の順で記載します。

　診療開始日の欄には、傷病名の各番号に対応させて、開始の年月日を記載します。

　転帰▶説明5 の欄には、その傷病が治った（治ゆ）・中止または転医した（中止）・死亡した（死亡）場合に、該当する文字を○で囲みます。その傷病への診療が継続している場合はどれも囲みません。

◆ 実日数（⑩）

　医療保険での診療が行なわれた日数と、公費による診療が行なわれた日数を記載します。

説明　　　　　　5

　転帰とは、「その病気がどんな結果になったか」の意味です。

　転帰がつく（「治ゆ」「中止」「死亡」のどれかに○がつく）と、その病気への診療に何らかの区切りがついたことになります。転帰が書かれていない間は、その傷病に対する診療が継続されている状態です。転帰が、Lesson2の初診・再診に関係します。

特記事項

「特記事項」の欄に記載する略号・番号と内容は、「診療報酬請求書等の記載要領」中の「第3　診療報酬明細書の記載要領」2（13……）にまとめられています。

70歳以上の患者では全員、この欄へ記載が必要です。限度額認定証の有無と負担割合によって、どれを記載するかを判断します。

年齢	自己負担割合	限度額適用認定証の提示		特記事項への記載
70〜74歳	3割	なし		26区ア
		あり	現役並II	27区イ
			現役並I	28区ウ
	2割	なし		29区エ
		あり	低所得I・II	30区オ
75歳以上	3割	なし		26区ア
		あり	現役並II	27区イ
			現役並I	28区ウ
	2割	なし		29区エ
	1割	なし		
		あり	低所得I・II	30区オ

一方、70歳未満ではこの欄に記載することは特別な場合だけなので、省略します。

◆ 点数、摘要、合計点（⑪、⑫、⑬）

その月に行なった診療内容と回数および点数▶説明6 を、該当する点数欄（⑪）に記載します。その点数の内訳（加算、医学管理料、検査、薬剤などの内容）の記載が必要な場合は、摘要欄（⑫）に記載します。点数欄（⑪）に記載した各点数を合計して、合計点欄（⑬）に記載します。

電カルやレセコンでは、点数は自動的に計算されます。ですから、医療行為の有無と回数、摘要欄への記載がポイントです。

説明 6

　診療報酬の「点数」は、簡単にいえば医療行為の値段です。1点10円で計算されます。保険診療のもとでの医療行為の値段は、全国一律で決まっていて、この点数で表されます。

摘要欄記載事項のコード化

摘要欄への記載事項のうち、一部のものは、コードが設定されています。

コードの例（一部）	
1日に2回以上再診がある場合のコメント	同日再診料
	同日電話再診料
同じ医療機関の2つ目の診療科での診療だった場合のコメント	2つ目の診療科；＊＊＊＊＊＊

　このようにコードが設定されている項目は、手打ちでの入力は不可で、コードで入力しなければなりません。

3 ― まず上書き部分を確認できるように

　①〜⑧の欄を上書き部分といいます。⑨〜⑬が、どういう内容の診療をしたか（つまり、保険者に請求するお金の内訳）を記載するところです。

　上書き部分は、どんな診察をしたのかには関係なく、カルテや保険証と一致していればよい部分です。初心者でも比較的習得しやすいので、まずはここをミスなく確認できるようにしましょう。

　上書き部分は、どこに何の情報が入っているかがわかれば単純に確認するだけでよい部分です。ところが、記載漏れや、男女間違いなど、単純ミスが少なくありません。患者情報に間違いがあると確実に返戻 ▶ 説明7 になります。

> 説明　　　　7
>
> 　返戻とは、提出したレセプトに不備があり、審査から戻ってくることです。Lesson1・09 を参照してください。

傷病名の注意点

　傷病とは、病気またはけがのことです。主傷病は、医療行為のメインの対象である傷病
で、それ以外が副傷病です。

　傷病名では、注意しておきたい点がいくつかあります。傷病名が適切でないと、返戻・減
点の対象になります。

- 症状ではなく、病気やけがの名称を書くこと。「急性上気道炎」が病名で、「咳」「鼻水」
  「咽頭痛」は症状です。
- すべての医療行為に対して傷病名が必要。投薬には確定病名が必要で、検査では多くの
  場合、疑い病名を書きます。
- 必要以上に多くの傷病名が並ばないように注意。同じ意味の病名がいくつも並んでいる
  こともよくあります。検査のときの疑い病名がずっと残っていないか、中断した病名が
  そのままになっていないか、まめに見直しましょう。
- とくに、傷病が 20 個以上残っていると審査の対象になりやすく、要注意です。
- 傷病名記載時には、傷病名コードがついている傷病名（標準病名マスタにあるもの）を
  使用してください。電子カルテ・レセコンでは手入力せず、必ずデータベースから引っ
  張ってくるようにしましょう。
- 原則として、主傷病は 1 つだけです。どれを主傷病とするかは、医師の判断によります。
  主（傷）病は、たとえば特定疾患療養管理料（Lesson3・02）などの算定に影響します。
- 例外的に、主傷病が複数になる場合もあります。そのときは、各主傷病名の横に（主）
  と書いたり、境界線を書いて副傷病名と区別します。電子レセプトでは（主）と入力す
  るのではなく、傷病名にチェックを入れるだけで主傷病としてプリントされます。

4 ― その他決まりごと

✔ 用紙サイズは A4、記載は黒か青のインクと決められています。

✔ 同じ人が 2 つ以上の傷病で診療を受けた場合でも、レセプト 1 枚に記載します。

✔ 外来のレセプトと入院のレセプトは保険者での取り扱いが違います。そのため、診療所が有床の場合、同じ月の同じ患者さんで入院と外来どちらも診療を受けた場合は、入院外と入院とでレセプトを別々に作成します。

✔ ※の欄には何も入力せずに提出します。

ちょっと
補足

電カルとレセコン

　電カルとレセコンは、いずれも電子レセプトを作成できるシステムですが、業務の流れが異なります。レセコンは、紙カルテ運用で、紙カルテに書かれた診療内容をレセコンに入力する作業が必要です。電カルでは、ドクターが診療しながら電カルに入力し、その情報がレセプトシステムにも自動的に流れます。

　電カル運用ができるシステムが導入されていても、カルテの運用は紙で、実態はレセコンになっているケースも少なくありません。高機能のシステムを使うことがよいわけではなく、職場の環境に合った運用であればそれがベストなのです。あなたの職場はどんな運用になっていますか？

保険証のどこを確認するか

保険と受診者の欄を書けるようになろう

診療報酬請求書等の記載要領Ⅱ - 第3、診療録等の記載上の注意事項 - 第2～第3

POINT

- ✓ **保険者番号と、記号・番号はカルテと同じか。**
- ✓ **名前、性別、生年月日はカルテと同じか。**
- ✓ **本人か家族かの区分がカルテと同じか。**
- ✓ **（紙カルテの場合）年齢区分が正しいか。**

1 ─ 保険証の確認

Lesson1・02 で出てきた③**保険の内容**と⑤**受診者**の欄は、カルテに入っている保険情報がレセプトに自動的に反映されます。ですから、患者が来院して保険証を呈示してもらうときにカルテと照らし合わせて、カルテに入っている内容が保険証と合っているかどうかを確認することで、レセプトに反映される保険情報を確認できることになります。

レセコン（紙カルテ運用）でも、受診歴がある人はカルテ情報がすでにレセコンに入っているので、電カルと同様に保険証と紙カルテを照らし合わせるだけです。

ちょっと
補足

　保険証の代わりにマイナンバーカードを使ってオンライン資格確認をする場合は、保険の情報を自動的に取り込め、保険証と照らし合わせて確認する手順を省けます。正しい情報が取り込まれているかを判断できるよう、どんな情報が取り込まれるのか、意味を知っておきましょう。

カルテにまだ保険の情報がないとき

　初めて来院する患者の場合や保険者変更のときなどは、保険証を呈示してもらったら、カルテへ記載する作業が必要です。これは電子でも紙でも同じです。カルテとレセプトの運用によって、だいたい次の2パターンになります。

1．電カル

　①電カルで「新規作成」。該当する欄に、
保険証情報を入力する。

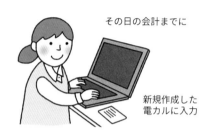

その日の会計までに

新規作成した
電カルに入力

2．紙カルテとレセコン

　①カルテを新しく作成。カルテ1枚目に保険証の情報を書き込む。
　②その日の診療の会計のために、カルテ情報をレセコンに入力。
　③翌月頭のレセプト作成時に、紙カルテとレセコン情報が合っているかを照らし合わせる。

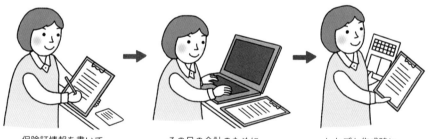

保険証情報を書いて
カルテを新しく作成

その日の会計のために
レセコンにカルテ情報を入力

レセプト作成時に
カルテと照らし合わせる

　どちらのパターンでも、下線の部分が完了しないと、受診日の会計ができません。そして、もし間違えて入力してしまうと、窓口での支払い金額が違ってしまいます。保険証情報の記載は医療機関にとって非常に重要な業務ですので、しっかりとできるようになってください。

2 ― 記号・番号、保険者番号 ▶ 説明1

　レセプトのこの欄（Lesson1・02の③）は、保険者の情報です。これを間違えてしまうことは、請求書の宛先を間違えるようなものです。

　ここでは紙カルテの様式を例示しますが、電カルやレセコンの画面を見て確認する診療所も多いと思います。しっかり確認ができさえすれば手段は何でも構いません。勤務先の環境に合わせて、見落としなく、かつ素早く確認できるようになりましょう。

◆ カルテの確認箇所

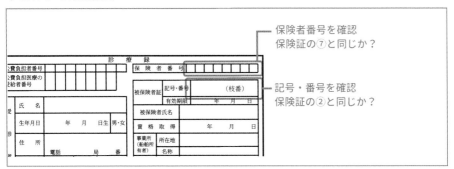

↓

◆ レセプトへの記載箇所

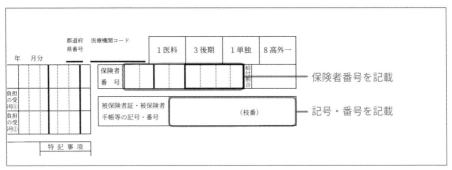

3 ─ 診療を受けた人の情報

◆ カルテの確認箇所

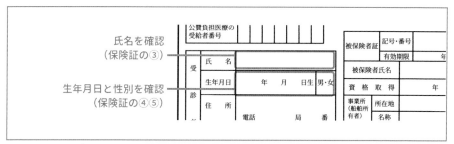

氏名を確認
（保険証の③）

生年月日と性別を確認
（保険証の④⑤）

↓

◆ レセプトへの記載箇所

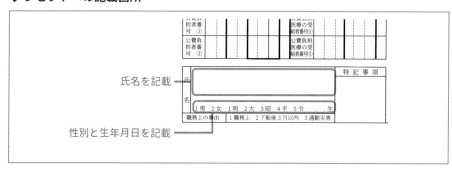

氏名を記載

性別と生年月日を記載

説明

　記号・番号は保険証の②、
保険者番号は⑦に記載され
ている番号です。記号・番
号（②）の後ろに枝番が記載
されている保険証があります
（枝番がない保険証もありま
す）。枝番がある場合は、カ
ルテとレセコンにも枝番を入
れます。
　氏名は③、性別と生年月日
は④⑤と一致していなければ
なりません。

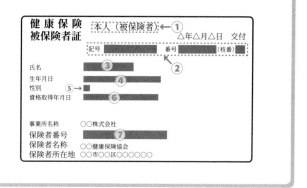

4 ― 本人か家族か、年齢（生年月日）

　本人・家族の区分と年齢区分によって、治療費のうちどれだけ保険が負担し、どれだけ受診者が自己負担するかの割合が変わります。ここを間違えると窓口の支払い金額も違ってしまいます。

ちょっと補足

電カルやレセコンだと自動的に年齢に応じた区分で設定されるので、入力した生年月日が反映されます。

◆ 本人・家族のカルテの確認箇所

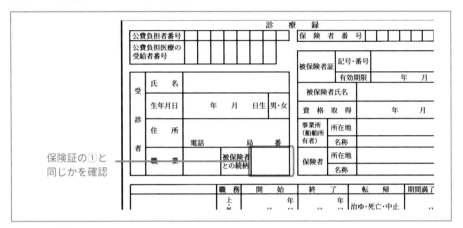

保険証の①と同じかを確認

↓

◆ 本人・家族のレセプトへの記載箇所

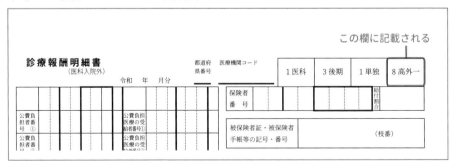

この欄に記載される

外来レセプトの場合は 2・4・6・8・0 のいずれかが表示されます。どんなとき
に何が表示されるかは、Lesson1・05 で説明します。

◆ 年齢
　電子レセプトの場合は、生年月日から自動的に年齢が反映されます。生年月日が
正しく入力されていることを確認できていれば大丈夫です。

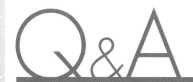

保険証の確認

患者さんに「なぜ毎月保険証を見せないといけないの？　変更ないのに」と言われます。どう対応すればいい？

　じつは、法律に厳密に従うなら、受診のたびに保険証を確認する必要があるのです。ですがそれは現実には難しいので、最低ラインとしてレセプト提出のサイクルにあわせて月に1回は確認している状況です。現在、転職や退職のタイミングで、保険証の資格が変更になる人も多く、受診のたびに提示をお願いする医療機関も増えています。

　少なくとも診療料を保険者に請求する月は、月が変わるたびに確認する必要があります。間違った保険証情報で請求してしまうと、保険からの支払いが却下されて全額自己負担になる可能性など、患者の不利益につながるおそれもあります。

　このような内容をふまえて、患者の理解を得られるように説明し、保険証提示の協力をお願いしましょう。

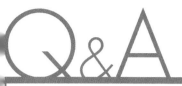

保険の切り替わりのときのレセプト作成

月の途中で保険者番号が変わったときは？

　保険者番号（＝保険分を支払ってくれるところ）ごとにそれぞれのレセプトが必要です。つまりレセプトを月に**2枚つくる**ことになります。以下の要領でつくりましょう。

- 変更後レセプトの摘要欄に「国保より」「社保より」「保険者変更」などと記載しておくのが決まりです。
- 変更前のレセプトも、診療内容のつじつまが合わなくなるので、前の保険者が保険者変更となったたことを書いておくのがおすすめです。
- 変更後レセプトには、保険者が変わった日を「診療開始日」として記載します。この診療開始日に初診料は算定できません。

月の途中で記号・番号に変更があったら？

　保険者（請求先）が同じで給付割合に変更がない場合にかぎり、1枚のレセプトでも構いません。変更後の記号・番号でレセプト作成します。

カルテの様式

先生が記載したカルテがレセプトのもと

診療録等の記載上の注意事項 - 第1- Ⅰ

　レセプトは、カルテの記録をもとに記載していきます。カルテは、所定の様式または、それに準じる形へ記載することと定められており、様式は3枚あります。

カルテの1枚目。レセプトの上書き部分はこれと照らし合わせます。

ちょっと補足

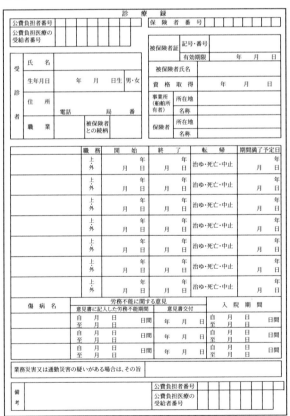

　カルテのそれぞれの様式は、現場では「〜号用紙」と呼ばれることが多いです。保険情報等を書く1枚目が1号、診療内容を書く2枚目が2号、点数を書く3枚目が3号です。

　なお、「保険医療機関及び保険医療養担当規則」という省令などでは、医科の診療録様式3つを指して「様式第1号」と表記されています。

2枚目。医師の所見や指示、提供した治療行為が記録されています。

既往歴・原因・主要症状・経過等	処方・手術・処置 等
20XX/10/12 初診 11日から鼻閉（＋）咽頭痛（＋） BT36.5℃ 食事良好、便良好 20XX/10/16 再診 BT38.2℃、10/15より 咽頭痛、鼻閉（±） 頭痛（＋＋）咳嗽（＋） 食事半量	10/12 Rp. メジコン3T フロモックス(100)3T ＰＬ　3g ┐ 分3×5d Rp. SPトローチ6Ｔ　分3 10/16 Rp. ロキソニン1T　発熱時　×5

左側は患者から聞いた情報、所見など、
先生が診療方針を考えるために
必要な情報が書かれる欄です。

私たちにとって必要なのは右側です。
お薬や処置、注射など、
提供した医療行為が記載される欄で、
レセプトの内容に直結しています。
紙カルテであれば
ここに書かれていることを読み取って
レセプトに入力します。

カルテ 3 枚目。診療にかかった点数と窓口での支払い情報を、診療のつど記録します。

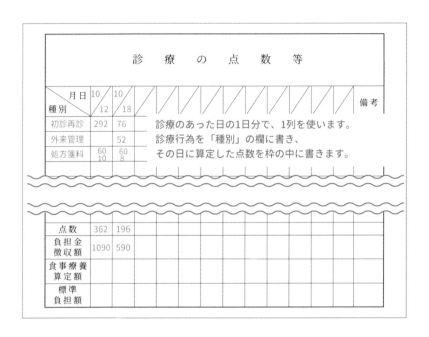

　上のように、診療日ごとに縦1列に記載する様式と、
　下のように、診療日ごとに横1行に記載する様式のどちらでも構いません。

月日＼種別	初診再診	外来管理	医学管理				合計 点数	負担金徴収額

診　療　の　点　数　等

　この3枚目の記載が、窓口でのお会計（明細）につながります。

都道府県番号

p.19 のレセプト様式で②欄に書く都道府県番号は、下の表のように決まっています。この 2 ケタの番号は、医療機関コードの頭 2 ケタでもあるので、医療機関コードを見るとどの都道府県の医療機関なのかがわかります。

01	北海道
02	青森県
03	岩手県
04	宮城県
05	秋田県
06	山形県
07	福島県
08	茨城県
09	栃木県
10	群馬県
11	埼玉県
12	千葉県
13	東京都
14	神奈川県
15	新潟県
16	富山県
17	石川県

18	福井県
19	山梨県
20	長野県
21	岐阜県
22	静岡県
23	愛知県
24	三重県
25	滋賀県
26	京都府
27	大阪府
28	兵庫県
29	奈良県
30	和歌山県
31	鳥取県
32	島根県
33	岡山県
34	広島県

35	山口県
36	徳島県
37	香川県
38	愛媛県
39	高知県
40	福岡県
41	佐賀県
42	長崎県
43	熊本県
44	大分県
45	宮崎県
46	鹿児島県
47	沖縄県

また、保険者番号と公費負担者番号にもこの都道府県番号が入っています。

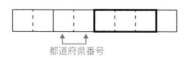

都道府県番号

後期高齢者医療は頭 2 ケタが 39 で、それに続く 2 ケタが都道府県番号です。退職者医療は 67 に続く 2 ケタが都道府県番号です。国保は頭 2 ケタのない 6 ケタですので、そのまま頭 2 ケタが都道府県番号ということになります。

保険の種類は何か

保険の種類に関する3つの欄を書けるようになろう

診療報酬請求書等の記載要領Ⅱ

POINT

✓ **社保または国保か、後期高齢者か、公費単独か。**

✓ **公費の該当があるか。**

✓ **年齢区分、本人か家族か。**

Lesson1・03 で学習したことを思い出してください。保険証を確認するときのポイントのひとつに、保険者の情報がありましたね。

この Lesson では、それより少し詳しく、保険の種類とレセプトへの記載を学習しましょう。

1 ── 社保または国保か、後期高齢者か、公費単独か

◆ カルテの確認箇所

保険者番号の欄を見ます。桁数（8 ケタか 6 ケタか）と、8 ケタの場合は頭の 2 ケタの数字から、保険の種類がわかります。

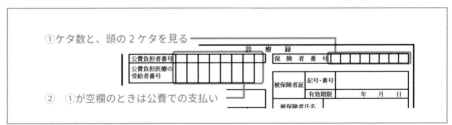

　保険者番号が空欄の場合は、公費での支払いです（そのときは、②公費負担者番号の欄に公費番号が書かれています。公費支払いがないときは②の欄は空白です）。
↓

◆ レセプトでの表示

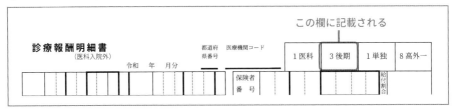

　この欄には、「1 社・国」か「3 後期」、あるいは「2 公費」のいずれかが表示されます。電カルやレセコンだと保険の種類を間違えずに入力していれば、該当するものが自動的に選択されます。

	どんな場合に表示されるか
1 社・国	社保または国保の保険証を持っている人。74 歳以下の人は多くがここに○がつきます。ただし、社保の保険証を持っている人でも、退職者医療の保険証の場合は「4 退職」になります。
3 後期	後期高齢者医療制度の保険証（後期高齢者医療被保険者証といいます）を持っている人。75 歳以上の人の多くは、ここに○がつきます。
2 公費	社保・国保・後期高齢者医療を使わず、公費負担単独の場合（多くありません）。ここに○がつくと、右隣の欄の「1 単独」にも○がつきます。公費利用の場合のレセプト作成は、Lesson1・08 を参照してください。

保険者番号とレセプト

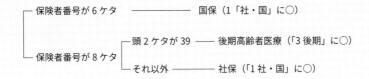

2 ― 公費の該当があるか

◆ カルテの確認箇所

　下図の①の欄に8ケタの番号が書かれている場合は、公費負担医療の利用があります。その場合は、②を見て保険と併用するかどうかを確認します。また、③で公費が1種類だけかどうかを確認します。

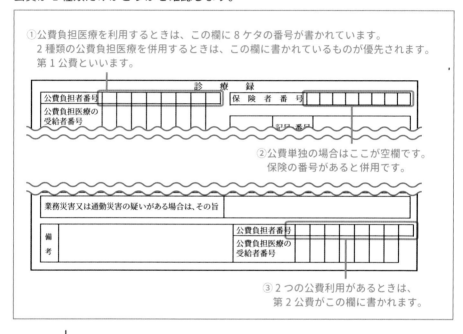

①公費負担医療を利用するときは、この欄に8ケタの番号が書かれています。
2種類の公費負担医療を併用するときは、この欄に書かれているものが優先されます。第1公費といいます。

診　療　録

公費負担者番号　　　　　　保険者番号

公費負担医療の受給者番号

記号番号

②公費単独の場合はここが空欄です。保険の番号があると併用です。

業務災害又は通勤災害の疑いがある場合は、その旨

備考　　　公費負担者番号

公費負担医療の受給者番号

③2つの公費利用があるときは、第2公費がこの欄に書かれます。

↓

◆ レセプトの記載箇所

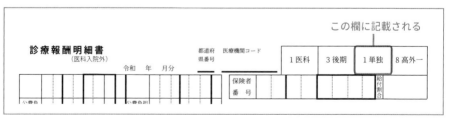

この欄に記載される

診療報酬明細書
（医科入院外）
令和　年　月分

都道府県番号　医療機関コード

1医科　3後期　1単独　8高外一

保険者番号

給付割合

公費負　　　公費負担

　この欄には、「1単独」「22併」「33併」のどれかが表示されます。

	どんな場合に表示されるか
1 単独	• 「1 社・国」「3 後期」に○がついた人で公費受給者証はない人 • 「2 公費」に○がついた人
2 2 併	• 「1 社・国」「3 後期」に○がついた人で、公費の受給者証を 1 つ持っている人
3 3 併	• 「1 社・国」「3 後期」に○がついた人で、公費の受給者証を 2 つ以上持っている人

3 ― 年齢、本人か家族か

◆ レセプトの記載箇所

　カルテの確認は、Lesson1・03 で学習したのと同様です。レセプトへは、外来レセプトだと「2 本外」「4 六外」「6 家外」「8 高外一」「0 高外 7」のいずれかが記載されます。

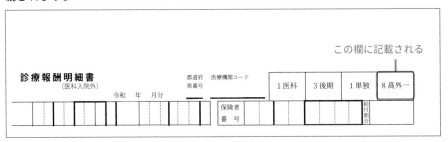

	どんな場合に表示されるか
2 本外	保険証が「被保険者（本人）」の場合
4 六外	未就学児の場合
6 家外	保険証が「被扶養者（家族）」の場合
8 高外一	• 高齢受給者証に記載されている負担割合が 1 割か 2 割 • 後期高齢者医療被保険者証に記載されている負担割合が 1 割か 2 割
0 高外 7	• 高齢受給者証に記載されている負担割合が 3 割 • 後期高齢者医療被保険者証に記載されている負担割合が 3 割

年齢と区分・負担割合

患者の年齢と、どの区分に○がつくかを、ここでおさらいしておきましょう。

年齢	区分	負担割合	ポイント
0 〜就学前	4　六外	2割	誕生月日にかかわらず、年度がわりのタイミングで変更。 自治体独自の補助制度が設けられていることが多い。
就学〜 69 歳	2　本外 6　家外	3割	
70 〜 74 歳	8　高外一	2割	保険証に加えて、高齢受給者証も確認！
	0　高外 7	3割	
75 歳〜	8　高外一	1割、2割	後期高齢者医療の「高外一」の「一」は、1割ではなく「一般・低所得」の略
	0　高外 7	3割	

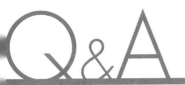

年齢区分が変わるタイミングは？

69 歳から 70 歳になったら

　70 歳の誕生日に合わせて、高齢受給者証が発行され、**翌月から**そこに書いてある負担割合になります。負担割合が変わりますが、74 歳まではこれまでの保険も併用です。**保険証と高齢受給者証の 2 つ**が必要です。

74 歳から 75 歳になったら

　75 歳以上は、全員が後期高齢者医療になります。誕生日の前日までが社保・国保などそれまでの保険で、**誕生日から**後期高齢者医療です。

就学前の 2 割から 3 割へ

　「六外」から「家外」へは、誕生月・日にかかわらず、**年度替わりに一斉に** 2 割から 3 割に切り替わります。5 歳から 6 歳になったときに変更があるわけではありません。誕生月によって、2 割の期間が 6 歳 11 カ月〜 6 歳 0 カ月と幅があることになります。

医療保険の種類
全部を暗記しなくても大丈夫！

　おもな保険の種類と対象をまとめました。厳密に分類しようとするととてもややこしいのですが、はじめのうちは、社保と国保の区別、それぞれの保険の主体の違いを大まかにわかっていれば合格ラインといえます。

医療保険の種類（おもなもの）

分類		対象
社保 （社会保険の略。職域保険、被用者保険という分類をする場合もあります。）	健康保険 （組合管掌健康保険／協会けんぽ／など）	企業等に勤める人とその被扶養者
	共済組合	公務員や教職員とその被扶養者
	船員保険	船員とその被扶養者
国保 （地域保険という分類をする場合もあります。）	国民健康保険	75歳未満で、社保に入っていない人
後期高齢者医療		・75歳以上の人 ・65歳以上75歳未満で一定の障害の状態にある人

保険診療の範囲
これが医療機関の基本

医師法、医療法、保険医療機関及び保険医療養担当規則

健康保険の範囲外の診療

以下の場合には、保険による診療を受けられません。

病気やけがの原因（責任）が、他者にあるもの	・ 勤め先の仕事が直接の原因となって起きた病気やけが ・ 通勤途上の事故による病気やけが ・ 第三者行為による傷病、交通事故など ・ けんかや泥酔が原因、不正行為、故意による傷病
病気とみなされないもの／健診や予防のための医療	・ 単なる疲労など疾病によらない状態 ・ 美容目的 ・ 正常な妊娠・分娩 ・ 屈折矯正の手術 ・ 健康診断やそのための検査 ・ 予防医療（予防接種など） ・ 医師の判断に基づかない、患者の希望

保険診療で禁止されていること

無診察治療

　診察することなく治療を行なうことを「無診察治療」といいます。診察なしでの投薬、診察なしで診断書もしくは処方箋交付してはならないとされています。

混合診療

　保険診療と自費診療の混合は認められていません。保険で受けられる治療と保険診療外の治療を併行して行ない、保険診療外の診療料のみ自費として支払ってもらうことは混合診療になります。保険を使いたいなら自由診療を混ぜることはできず、自由診療で行なうなら全額自費となります。

自己診療

　医師が自分自身に対して行なう診療を自己診療といいます。自己診療を保険診療では扱えません。

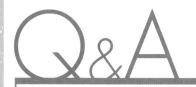

「処方箋だけ出して」と来院されたら？

　診察しないで治療をすることは医師法によって禁じられています。投薬や処方箋発行には、そのつど医師の判断が必要と定められています。実際に診療をしていても、カルテには投薬のみしか記されていないと、無診察治療が疑われかねませんので、しっかり記載をする必要があります。

保険外診療の支払いは具体的にどうなるの？

　禁止されているのは、「保険診療と保険外診療を同時に行なって、保険外診療の費用は患者負担とし、保険診療分は保険者に請求する」ことです。
　ですから、保険外診療を提供する場合は、
- 保険診療分を含めすべて患者負担とする
- 保険外診療の費用を医療療機関が負担する（無償とする）

のいずれかでの対応になります。

「テレビでやっていた、あの検査を受けてみたい」という患者さんは？

　治療上の必要性が認められない場合は、保険診療の範囲外になります。必要性を説明したうえで、全額自己負担になることもお伝えし、それらをふまえて選んでもらえばよいでしょう。

公費利用するときのレセプト
保険の主体の違いがレセプトに影響する

1 ― 公費負担医療

　医療保険は保険者が治療費の一部を支払うしくみです。そのお金のもとは、被保険者が支払っている保険料です。

　医療保険とは別に、治療費（一部ないし全部）を国や地方自治体が負担するしくみが公費負担医療です。そのお金のもとは国民・市民が納めた税金です。

　ひとことで公費負担医療といっても、その内容・適用対象は制度ごとにさまざまです。負担割合だけでも、全額公費負担のものもあり、医療保険が優先で自己負担分だけに公費が適用されるものもあり、限度額を超えた分だけ公費負担のものもあります。さらに、自治体独自の公費負担医療（乳幼児医療が代表）は、実施の有無・名称・対象者・認定基準・窓口負担方法・負担金などの細部が自治体により異なっています。

　はじめから多くを理解するのは大変ですので、公費には種類がいろいろあるんだな、対象やしくみが違って複雑なんだな、とわかっているだけでも構いません。

2 ― 公費優先か保険優先か

　公費医療制度には、全額公費（公費優先）のものと、保険から支払われない範囲だけ公費で補助される（保険優先）のものがあります。

　全額公費の場合は、Lesson1・05で学んだとおり、「2公費」＋「1単独」です。しかし、公費優先の制度はごく少なく、「2公費」が表示されるレセプトは経験したことがない人が多いと思います。全額公費はめったにな

ちょっと
補足

「2公費」が表示されるのは、12（ほかに保険がないとき）、13、14、18、29、30です。一般の診療所で全額公費になるのは12（生活保護）が大半です。

公費の種類による違い（①公費なし ②保険優先の公費 ③公費優先の公費）
それぞれ、かかった治療費が 10,000 円だった場合

① 公費なし（医療保険 7 割、自己負担 3 割の場合）

保険者負担（7 割、7,000 円）	患者負担（3 割、3,000 円）

治療費の 7 割を保険者が支払い、3 割を患者が支払う

② 保険優先の公費医療（医療保険の自己負担 3 割、公費の自己負担上限が 500 円の場合）

保険者負担（7 割、7,000 円）	公費負担（2,500 円）	

保険者の負担額は変わらず、（治療費－保険者負担）の部分に公費が適用される

患者負担（500 円）

③ 公費優先の公費医療

公費負担（10 割、10,000 円）

治療費の全額を公費（国）が支払い

い、と覚えておくとよいです。

　ふだん一般の診療所で接している公費は、上の図でいうと②が多いです。治療費のうち、まず保険支払いの分を除いて、残りの部分に対して公費で補助される形です。

3 ― 国の制度

　国の制度には次ページの表のものなどがあります。診療所では 12、19、54 が多いと思います。

　それぞれの制度で受給の対象が定められています。受給者証を持っている人でも、たとえば 54 ではパーキンソン病の治療は公費支払いが適用されますが、同じ人がかぜをひいて来院しても公費からの支払いはありません。一方、12 は原因にかかわらず、かかった分の医療費がすべてまかなわれます。公費レセプトを書く場合は条件を調べるようにしてください。

おもな国の制度

制度の名称、法律など	法制番号	対象者	取扱機関	備考
結核医療	10	結核で治療が必要な患者	保健所	結核に関する薬・検査のみ（5％自己負担）
戦傷病者	13	戦争中のけが・病気によるもの	都道府県	医療費の全額を負担
更生医療	15	身体障害者で手術等により障害が軽くなる場合	市町村	健康保険と公費が医療費の全額を負担（一部負担のある場合もある）
育成医療	16	子どもの患者が一定の手術を必要とする場合	保健所	健康保険と公費が医療費の全額を負担（一部負担のある場合もある）
原爆被爆者医療	19	広島・長崎で被爆した認定患者	保健所	健康保険と公費が医療費の全額を負担
精神保健福祉法32条（一般医療）	21	精神障害と付随する疾患の患者	保健所	医療費の95％を健康保険と公費で負担、**通院のみ**
難病医療費助成制度	54	原因不明で治療方法の確立していない難病など	保健所	健康保険と公費が医療費を負担、難病にかかわるものだけが対象
生活保護法	12	生活困窮者	市町村の福祉事務所	医療費の全額を負担。他に保険などがあれば保険が優先で、残りを生活保護が負担。

4 ― 生活保護

　12は全額公費負担です。生活保護世帯では、健康保険には入れないかわりに、「医療券」が福祉事務所から発行されます。これを医療機関（指定機関に限る）に提出することで、自己負担なしで医療が受けられるのです。

　医療券は、あらかじめ受給者本人が、福祉事務所で受け取ることが原則です。これを生活保護法の指定医療機関へ持参することで、診察を受けることができるという流れです。

ちょっと
補足

医療券

　医療券は、福祉事務所へ依頼して発行してもらいますが、基本的には、発行依頼は生活保護受給者本人が行なう決まりになっています。本人は生活保護受給者だと自己申告している、でも医療券を持っていない……こんなときに、診療所から後日福祉事務所に発行依頼の形をとる場合も多いと聞きます。緊急の場合もあるためにそのような形も許容されていますが、患者本人があらかじめ発行依頼し、発行された医療券を持参して医療を受ける形が本来だと知っておいてください。

　福祉事務所の方の話では、「患者さんが医療券を持たずに『生活保護だから保険証がない』と来られたときには、福祉事務所に問い合わせてください」と言っておられました。以前から通院している方でも、途中で資格喪失している場合もあります。医療券を持参されていない場合は、生活保護の適用かどうかを必ず確認してください。

5 ── 都道府県・市町村の公費

　都道府県や市町村で、条例や規則により独自に医療費助成を行なっています。おもに3つのタイプの助成があります。

1. 医療保険制度での、自己負担分を助成する
2. 国の公費負担医療が対象者に適用されたあとの、患者負担分に対して助成する
3. 国の公費負担医療の対象を拡大する（難病などの対象疾患の拡大）

　対象には所得制限があることがほとんどです。

6 ── 公費負担医療のレセプトのポイント

◆ ポイント1. 公費負担の対象か公費外かを区別する

　1枚のレセプトで医療保険と公費負担医療の給付の内容が異なる場合や、診療実日数が異なる場合は、「摘要」欄に記載した内訳のうち、公費の対象分にアンダーラインをつけて、保険者がわかるように区別しておきます。

◆ ポイント 2．国の制度が優先

基本的に、次の①→②→③の順に優先されます。

> ① 医療保険
> ② 国の公費負担医療
> ③ 市町村の公費負担医療

ただし全額国費の 13、14、18、29、30 は別で、医療保険より国の公費が優先でしたね。

◆ ポイント 3．生活保護 (12) はいちばん下

公費どうしは、項番の小さいほうが優先されるのが原則です（自治体によって一部例外もあります）。2 つ以上の公費が該当するときは、小さい番号から順に上から書きますが、ひとつだけ例外があります。12（生活保護）は、ほかに保険があるときはそちらを優先する制度なので、いちばん下に書きます。また、12 は国の制度ですが、お金を出すのは市町村です。

ちょっと
補足

電カルやレセコンでは、アンダーラインをつける設定ではない機種もありますが、どのタイプの機種であっても、どこから支払われる医療費なのかを間違わないように、該当する保険（または公費）で入力してください。

ちなみに、公費利用があるときの処方箋も、電カルやレセコンによって違います。アンダーライン付きで出てくる機種もあり、保険別に 2 枚出てくる機種もあります。

レセプトも処方箋も、この医療費を負担するのはどの保険（または公費）かを意識して作成できるようになりましょう。

レセプト審査の流れ

返戻と減点の違いがわかる？

1 ― 提出後のレセプトはどこに行くか

　毎月、審査支払機関にレセプトを提出しますね。提出されたレセプトは、下図のような流れで審査されます。

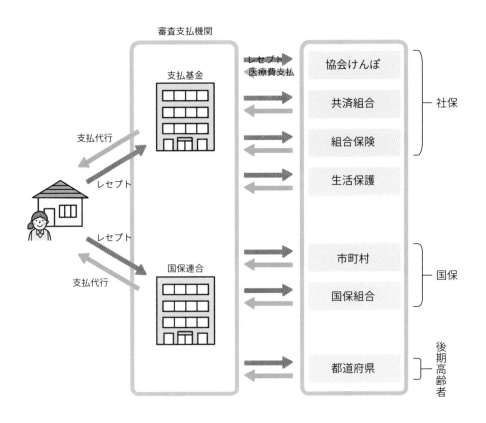

医療機関が提出したレセプトは、まず**審査支払機関**で審査されます。

審査支払機関は 2 種類あります。ひとつが**支払基金**（正式には社会保険診療報酬支払基金といいます）で、**社保または生活保護**への請求をとりまとめます。もうひとつは**国保連合**（正式には国民健康保険団体連合会）で、**国保と後期高齢者医療**への請求をとりまとめるところです。

審査支払機関による審査を通過すると、その後レセプトは各保険者に送られて、保険者によって審査されます。

2 ― 返戻と減点

審査の結果、請求内容が不適当だと判断されて、修正された額で支払われること（**査定**）や、レセプトに不明点があり差し戻されること（**返戻**_{へんれい}）があります。

ちょっと
補足

よくある返戻	よくある査定（減点）
・ 資格喪失	・ 病名漏れ
・ 保険証の入力ミス	・ 適応外
・ 点数の誤り	・ 過剰
・ 診療内容の再確認	・ 不適当・不必要

◆ 返戻

レセプトが返戻になったら、間違っていたところを修正して再提出できます。再提出でも、それが審査を通れば、請求した額が支払われます。

返戻になるよくあるミスは、保険証情報の記載漏れや入力ミスです。

◆ 減点

査定には、増点と減点の二種類ありますが、増点はめったになく、ほとんどが減点です。

減点になると、審査側の判断のみで妥当な額を決定されてしまい、その額が支払われます。返戻とは違って、該当箇所を書き直して再提出することはできません（査定が不服の場合、再審査請求はできます）。

減点になるケアレスミスは、病名の漏れや適応外です。検査や薬には、その治療が必要だった病名が必ずあります。薬・検査・処置などに対する病名が漏れていな

いか、ひとつずつ確認が必要です。

　レセプトに記載の病名はカルテと一致していなければならず、事務だけの判断で病名を追加することはできません。ですが、事務が一次チェックを精度高くできるようになると、医師の負担を軽くすることができます。

3 ── 返戻になってしまったら

　減点と違って、返戻はレセプトが差し戻されただけです。返戻になった場合は、必ず再請求しましょう。返ってきたレセプトを再請求しなければ、差し戻しの原因になった不明点だけでなく、そのレセプトで請求した点数全額がゼロになってしまいます。

　差し戻されたレセプトには、返戻内訳書がついてきます。返戻内訳書は、差し戻しの理由などが書かれています。返戻内訳書を確認して、訂正・再請求します。

◆ 再請求の方法

- ✔ オンライン請求をしている診療所では、返戻再請求もオンラインで実施します。
- ✔ オンライン請求用端末から返戻データをダウンロードし、レセコンに取り込んで、再請求用のデータを作成します。
- ✔ 再請求データの作成方法はレセコンによって異なります。操作方法がわからないときはレセコンの業者に確認しましょう。
- ✔ 再請求データを作成したら、オンライン請求用端末から送信して再請求します。

　再請求すればそれで解決ではありません。再請求で無事に支払いが下りた場合でも、返戻がなかった場合と比べると、再請求データ作成の手間がかかっていますし、支払いの時期が数カ月遅くなってしまいます。

　返戻があったら、再請求するのと同時に、なぜ返戻になったかを考え、院内で共有し、経験を蓄積していきましょう。

4 ── 減点になってしまったら

　減点になったレセプトは、再提出はできません。減点になるレセプトをつくらないことが肝心です。次から同様のミスをしないように理由を分析し、院内で共有、蓄積しましょう。

5 ── 請求漏れ

　返戻や減点であれば、結果が返って来るため、次からは注意しやすくなります。ところが、本来請求すべき点数を請求していなかったとしても、審査支払機関も保険者も教えてはくれません。請求漏れは、ミスとしてわかりやすい返戻や減点と違って、気づきにくい問題です。

　漏れやすいのは、カルテに医療行為として書かれない管理料や指導料です。管理料などは、点数も大きく、ひとつ請求が漏れると大きく損失でもあります。レセプト提出前の点検で、通して見る点検を、⑬（医学管理）と⑭（在宅）だけは１回多くする医院も多くあります。

　そして、点数のことを知らなければ請求できません。レセプトにかかわる人間は、新人であろうとベテランであろうと、つねに勉強が必要です。

Lesson 2

基本診療料を請求する

診療所外来で請求する基本診療料

初診と再診の違いを知ろう

第1章第1部　初・再診料

POINT

> ✓ **受診のたびに、初診料か再診料を必ず算定する。**
>
> ✓ **ある傷病について初めての診療のときに、初診料を算定する。**
>
> ✓ **初診に引き続いての診療のときに再診料を算定する。**

1 ─ 基本診療料は受診のたびに必ず算定されるもの

　患者が医療機関を受診すると毎回必ずひとつは算定されるのが、基本診療料です。基本診療料には、初診料、再診料、外来診療料、入院基本料と入院基本料加算、オンライン診療料があります。診療所外来であれば、受診のたびに、初診料か再診料のどちらか一方を算定します。

◆ 記載欄

　初診料・再診料はこの欄に記載します。

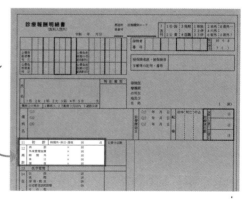

2 ─ 初診と再診の区別

◆ 初診料

初診料とは、患者の**ある傷病について、その医療機関で初めての診療**のときに算定できる基本診療料です。

初診料を算定するには、以前の傷病がすべて「治ゆ」または「中止」の転帰がついていて、新たな傷病での受診であることが必要です。▶説明1

◆ 再診料

再診料は、患者の**ある傷病に対して、2回目以降の診療**のつど算定できる基本診療料です。前回までの傷病への診療が継続している間は、診療のたびに毎回再診料を算定します。

初診時の傷病とはまったく関連がない傷病に対する診療でも、前回受診の傷病についての診療がまだ継続中なら、再診になります。▶説明2

◆ 注意点

✓ **診療継続中**の患者には、違う傷病・症状での受診でも、初診料ではなく再診料を算定します。

✓ すべての傷病が「治ゆ」または「中止」となった後で受診した場合は、前回受診日からの間隔にかかわらず、初診料を算定できます。この場合、以前の傷病の転帰欄に、治癒月日を記載しておきましょう。

✓ 患者が任意に診療を中止し1カ月以上経過後は、同じ医療機関、同じ病名（慢性疾患などは除く）での受診でも、初診料を算定できます。

✓ 上のように以前の傷病に対する受診が中断していて

説明 1

初診とは、患者のある傷病について、その医療機関での1回目の診療のことです。

再診とは、初診後に、引き続いて診療が必要な患者に対する診療です。

説明 2

前回までの傷病がすべて「治ゆ」か「中止」の転帰がついていれば初診。どれか1つでも転帰がついていない傷病があれば、再診です。

ちょっと補足

基本診療料には、簡単な検査や処置の費用が含まれています。具体的には、問診や視診・触診などの基本的な診療、血圧測定、点眼、点耳、100cm² 未満の皮膚科軟膏処置等は、基本診療料と別に算定することはできません。

「中止」となっていても、**慢性疾患など明らかに同一の傷病だと考えられる場合は、初診料の算定はできません。**

例1.

Aさんは X 年 2 月 5 日から気管支炎で通院している。2 月 14 日の診療で、気管支炎は治まってきたが、経過観察としている。2 月 19 日、腱鞘炎を起こして受診。

→再診で算定します。

気管支炎で診療継続中なので、別の傷病の診療でも再診になります。

例2.

X 年 3 月 5 日に胃腸炎で受診していた B さんが、8 日・11 日と来院し、11 日の診療で治癒と診断された。3 月 25 日に、「鼻水がひどい」と受診。

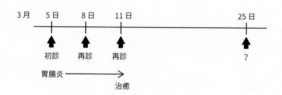

→ 25 日を初診で算定可能です。

5 日の受診は初診として算定。胃腸炎の「治ゆ」を○で囲んで日付を記載し、25 日の受診も初診として算定することが可能です。

ただし、「初診料として算定しなければならない」決まりではなく、医療機関の方針によって再診とする場合もあります。

3 ── 情報通信機器を用いた初診料・再診料

　施設基準を満たし、届出をしていれば、保険診療でも情報通信機器を用いた初診・再診が可能な場合があります。通常の初診料・再診料の代わりに、「初診料（情報通信機器を用いた場合）」「再診料（情報通信機器を用いた場合）」を算定します。情報通信機器を用いた初診料は 253 点、情報通信機器を用いた再診料は 75 点です。情報通信機器を用いた場合の、具体的な算定やレセプト作成については、本書では省略します。

ちょっと
補足

情報通信機器を用いた初診・再診

　情報通信機器を用いた初診料・再診料を算定するには、施設基準（▷情報通信機器を用いた診療を行なう十分な体制が整備されている ▷厚生労働省「オンライン診療の適切な実施に関する指針」に沿って診療を行う体制を有する保険医療機関である ▷情報通信機器を用いた初診で向精神薬を処方しないことを、自院のウェブサイト等に掲示）を満たしている旨を届け出し、さらに、情報通信機器を用いた診療の実績・件数を、毎年報告することが求められます。

　算定の要件は、▷厚生労働省「オンライン診療の適切な実施に関する指針」に沿って診療を行なう ▷診療内容、診療日・診療時間等の要点をカルテに記載 ▷医師の所属する医療機関内での実施が原則 ▷緊急時には、オンライン診療を実施した医療機関が対応することが原則（やむを得ず対応できない場合は、事前に対面診療で受診可能な医療機関を患者に説明し、かかりつけ医または紹介先についてカルテに記載しておく ▷対面診療を適切に組み合わせて行なうことが求められることから、対面診療を提供できる体制を確保している ▷自院で対応困難な場合には、他の医療機関と連携して対応できる体制を確保している）── などと定められています。

　用いる情報通信機器は、「オンライン診療の適切な実施に関する指針」に、「リアルタイムの視覚・情報の情報を含む情報通信手段を採用する。文字・写真・録画動画のみのやりとりで完結してはならない」と記載されています。

　情報通信機器を用いた初診・再診の際には、カルテとレセプト摘要欄に、「オンライン診療の初診に適さない症状」（日本医学会連合）等をふまえ、指針に沿った適切な診療であったことを記載します。情報通信機器を用いた初診・再診の際の処方は、「オンライン診療の初診での投与について十分な検討が必要な薬剤」（日本医学会連合）等の診療ガイドラインをふまえ、指針に沿った適切な処方であったことを、カルテとレセプト摘要欄に記載します。

初診料を請求する

初診料と加算を算定できるようになろう

A000 初診料

POINT

- ✓ **初診に該当する診療か？**
- ✓ **患者は 6 歳以上か 6 歳未満か？**
- ✓ **受付の時間は？**

1 ― この点数の意味

初診を行なった場合に算定できる基本診療料です。

患者への説明　　　　　　　この点数何？ って聞かれたら

　　　今回の病気（またはけが）に対して初めて診療させていただいたことの点数です。

　Lesson2・01 のとおり、「初診」とは、ある傷病に対する、その医療機関での 1 回目の診療のことを指します。

2 ─ 初診料の書きかた

◆ 記載欄

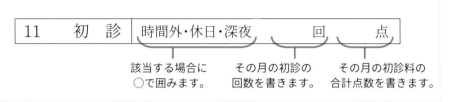

◆ 初診料を算定できる条件

　Lesson2・01 の復習になりますが、初診料とは、患者のある傷病について、その医療機関で初めて診療を行なったときに算定できる点数です。初診料の基本は291 点で、これに年齢や時間による加算が加わります。

◆ 書きかた

| 11 | 初 | 診 | 時間外・休日・深夜 | **1** 回 | **291** 点 |

　その月に加算（後で説明します）がない初診が 1 回だった場合、回数の欄に「1」、点数の欄に「291」と書きます。

3 ─ 6 歳の誕生日前は加算がある

　患者が 6 歳未満 ▶説明1 の子どもの場合、初診料にプラスして 75 点を算定できます。これを「乳幼児加算」といいます。

> **説明** 1
>
> 「6 歳未満」とは、**6 歳の誕生日の前日まで**です。保険の給付率の境界になる「義務教育就学前」とは異なります。

◆ 書きかた

| 11 | 初 | 診 | 時間外・休日・深夜 | **1** 回 | **366** 点 |

　6 歳未満の子どもで、その月に初診（診療時間内）が 1 回だった場合、回数の欄

に「1」と書き、点数の欄には初診料の 291 点と加算の 75 点を合計した点数「366」を書きます。

◆ **注意点**
- ✓ 時間外の 200 ～ 695 点（後述）を算定するときは、この 75 点は同時に算定できません。
- ✓ 初診料と加算の点数を合計して書けばよく、「6 歳未満」「乳幼児加算」など摘要欄への記載は必要ありません。

4 ── 受付の時間によって加算額が違う

受付時間によって、一般の診療所では以下の加算を算定できます。

初診の時間加算	6 歳以上	6 歳未満	乳幼児加算 75点との併算定
時間外加算 ▶説明2	85 点	200 点	できない
休日加算 ▶説明2	250 点	365 点	できない
深夜加算 ▶説明2	480 点	695 点	できない
夜間・早朝等加算	50 点		できる

(1) 診療時間外の加算

受付した時間が診療時間外のときは、初診料にプラスして 85 ～ 695 点を算定できます。診療時間外の加算は「時間外」「休日」「深夜」があり、それぞれ点数が違います。さらに、6 歳以上かどうかでも額が違います。これらをまとめて「時間外等加算」といったり、「時間加算」ということもあります。

(2) 診療時間内で夜間早朝の加算

平日の夕方 18 時以降（土曜日は 12 時以降）早朝 8 時までに受付した場合は、そ

説明 **2**

「**時間外**」とは、**医療機関が表示する診療時間外**のことです。ただし、下記の「休日」「深夜」にあたる時間帯を除きます。

「**休日**」は、日曜・祝日・年末年始（12/29 ～ 1/3）を指します。診療所で定めた休診日はこれにあたりません。

「**深夜**」は、22 時から翌朝 6 時までを指します。ただし、「深夜」の時間帯でも、表示している診療時間は、通常はこの加算の対象ではありません。診療時間内であれば「夜間・早朝等加算」を算定できます。

れが診療時間内でも、50点を算定できます。「夜間・早朝等加算」といいます。

　夜間・早朝等加算は、▷診療所 ▶説明3 である ▷原則、診療時間が週に30時間以上 —— が必要です。診療所なら多くが算定できる点数です。

◆ 注意点

- ✓ 時間外・休日・深夜加算、夜間・早朝等加算は、同時に2つ以上算定することはできません。
- ✓ 先ほど説明したように、乳幼児加算の75点と、この時間外・休日・深夜加算も同時に算定できません。時間加算ですでに、乳幼児に対しての加算になっていることをわかっていれば、同時に算定できないことが理解しやすいですね。
- ✓ 夜間・早朝等加算の50点は、乳幼児加算の75点と同時に算定できます。

説明　3

　「診療所」とは、医療機関のうち、入院設備がないか、入院のベッド数が19以下のところを指します。ベッド数が20以上の医療機関を病院といいます。

ちょっと
補足

　小児科、およびもっぱら夜間救急のための診療所では、通常とは加算点数が違うことがありますが、本書では省略します。

◆ 書きかた

　下のような診療時間の診療所で、▷休診日の診療　▷休日の診療　▷時間外の診療 ── の場合の書きかたを考えてみましょう。

> 診療時間：午前診 9 〜 13 時、午後診 16 〜 19 時
> 休診日：水曜、土曜午後、日曜、祝日

　いずれの例も、その月の初診は 1 回だけだったとします。

(1) 水曜の 16：00 受付、30 歳女性

11	初　　　診	⟮時間外⟯・休日・深夜	1 回	376 点

　水曜は診療所の休診日ですが休日加算の「休日」には該当しないので、「時間外加算」になります。「時間外」を○で囲み、回数の欄に「1」と書き、点数の欄には初診料の 291 点と加算の 85 点を合計した点数「376」を書きます。

(2) 日曜の 12：00 受付、3 歳児

11	初　　　診	時間外・⟮休日⟯・深夜	1 回	656 点

　日曜日なので、時間帯にかかわらず「休日加算」を算定できます。「休日」を○で囲み、回数の欄に「1」と書きます。加算の点数は、6 歳未満なので 365 点です。初診料の 291 点と加算の 365 点を合計した点数「656」を書きます。

(3) 月曜の 22：00 受付、50 歳男性

| 11 | 初 | 診 | 時間外・休日・(深夜) | 1 回 | 771 点 |

「深夜加算」を算定できます。「深夜」を○で囲み、回数の欄に「1」、点数は初診料の 291 点と加算の 480 点を合計した点数「771」を書きます。

(4) 金曜の 18：10 受付、12 歳男児

| 11 | 初 | 診 | (時間外)・休日・深夜 | 1 回 | 341 点 | | 夜間・早朝等加算 |

診療時間内の 18 時以降なので、「夜間・早朝加算」の 50 点を算定できます。書きかたは、時間外加算と同じく「時間外」を○で囲み、回数の欄に「1」、点数は初診料と加算を合計して「341」と書きます。そして、摘要欄に「夜間・早朝等加算」と記載します。

(5) 土曜の 12：30 受付、12 歳男児

| 11 | 初 | 診 | (時間外)・休日・深夜 | 1 回 | 341 点 | | 夜間・早朝等加算 |

これも診療時間内の土曜日 12 時以降なので、先ほどと同様ですね。

5 ── オンライン資格確認の体制を有したうえで、診療情報を取得することへの加算

オンライン資格確認システムを導入ずみで、オンライン資格確認について院内掲示および自院のウェブサイトにも掲載しているなどを満たしていることが必要です（届出は不要）。施設基準を満たしていれば、初診の際に十分な情報を取得することで、オンライン資格確認を利用した場合でもしない場合でも、加算を算定できます。

オンライン資格確認で診療情報を確認した場合や、他院から診療情報の提供を受けた場合は、「医療情報取得加算 2」（1 点）を初診算定時に加算します。加算は月 1 回までです。

従来の保険証を提示された場合のようにオンライン資格確認を使用せず、十分な情報を取得した場合には、「医療情報取得加算 1」（3 点）を初診算定時に加算します。これも加算は月 1 回までです。

「医療情報取得加算 2」と「医療情報取得加算 1」は、同じ月に算定できません。

6 ── 施設基準届出をしていれば算定できる加算

他にも、施設基準の届出をしている診療所であれば、初診に加えて算定できる加算があります。以下に簡単に紹介します。自院が届出をしていれば初診料とあわせて算定し、届出をしていなければ算定することはありません。

(1) 医療 DX 推進体制整備加算

▷オンライン資格確認システムによる情報を診察室等で閲覧できる ▷電子処方箋発行体制 ▷電子カルテ情報共有サービスの活用 ── などの基準を満たし、届出が必要です。届出をしている診療所であれば、初診算定時に加算を算定できますが、加算は月 1 回までです。

(2) 機能強化加算

24 時間対応（複数の医療機関で連携してもよい）などを満たし、届出が必要です。届出をしている診療所であれば、初診のたびに加算を算定できます。

(3) 外来感染対策向上加算

　第二種協定指定医療機関である、または医療措置協定を都道府県と結んでいるなどの施設基準を満たし、届出が必要です。届出をしている診療所であれば、初診算定時に加算を算定できますが、加算は月1回までです。

　なお、外来感染対策向上加算を算定できる診療所で、発熱など感染症のような症状がある患者への診療を行なった場合には、外来感染対策向上加算に加えて「発熱患者等対応加算」（月1回まで）を算定できます。

　「連携強化加算」「サーベイランス強化加算」「抗菌薬適正使用体制加算」という加算も設けられています。これらは、外来感染対策向上加算の施設基準を満たしたうえで、別の施設基準も満たすことが求められる点数です。

ちょっと補足
外来・在宅ベースアップ評価料

　外来・在宅ベースアップ評価料の施設基準届出をしている診療所では、初診料・再診料にあわせて外来・在宅ベースアップ評価料も算定しますが、これは初診料・再診料の加算ではありません。

　外来・在宅ベースアップ評価料は、届出をしている診療所では診療内容にかかわらず決まった額を受診のたびに算定し、届出しない診療所では算定しません。

初診料

初診料を算定できるかどうかは、いろいろな状況ごとに具体的に定められています。以下に一部を紹介します。もっと詳しく知りたくなったかたは、点数表や疑義解釈にもあたってみるとよいでしょう。

同時に複数の傷病について初診

初診に該当する診療で複数の傷病を診療しても、初診料は1回分の算定です。

ただし同じ診療所内の他科で異なる担当医への受診の場合は、どちらも初診にあたる診療で同じ日の受診、かつ別の傷病なら、2つ目の科で「初診料」として144点を算定できます（同日複数科初診料といいます）。同日複数科初診料には、初診料につく加算をつけられません。

病気だと診断されなかった場合は？

患者が症状を訴えて受診し、その診断の結果、病気だといえる状態ではなくその後治療が行なわれない場合でも、初診料を算定できます。

健康診断から続けて診療

Lesson1・7で学んだとおり、健康診断自体には保険を使えません。

健康診断の結果、治療が必要となり、健康診断した医療機関と同じところで治療をする場合、当日は初診料も再診料も算定できません。翌日以降であれば再診料を算定できます。初診を算定できないのは、初診という行為は健康診断で済まされているとの考えからです。

そして、レセプトには、毎回どちらかを算定するはずの初診料も再診料もないことになります。ですからこの場合は、「初診料、健康診断にて算定済み」などと摘要欄に記載する必要があります。

健康診断の後に別の医療機関を受診

健康診断の結果をうけて受診した場合でも、健康診断をしたところと別の医療機関での診療なら、初診料を算定できます。

初診料

「以前もかかったことがあるのに、今日も初診料を取られるのはおかしい」とクレームがありました。どう説明すればよい？

　このクレームの原因は、「初診料」を、医療機関を初めて訪れたときのみ算定されるものだと誤解されているためと思われます。このような場合、同じ病気で続けて受診しているのであれば再診ですが、一定期間があいたとき、または以前と違う症状や病気で診察を受けたときは初診になることを説明しましょう。

18：00 までに受付をすませた患者の診察が、待ち時間があり 18：30 からでした。このとき「夜間・早朝等加算」は算定できる？

　夜間・早朝等加算は、18 時以降に受付を行なった患者が対象となるものであり、この場合は算定できません。したがって、受付の時間によって夜間・早朝加算を算定する患者と算定しない患者が混在する可能性があるので注意しましょう。その旨を院内掲示することが必要です。

基本

再診料を請求する

再診料と加算を算定できるようになろう

A001 再診料

POINT

- ✓ **診療継続中か？**
- ✓ **6歳未満、時間外等の加算は初診と同じ。**
- ✓ **明細書発行体制加算、外来管理加算、時間外対応加算を算定する？**

1 ─ この点数の意味

再診のつど算定する基本診療料です。

患者への説明　この点数何？って聞かれたら

　　前回から引き続いて診療をさせていただいたことに対する点数です。

　Lesson2・01のとおり、「再診」とは、初診後に、引き続いて診療が必要な患者に対する診療です。

2 ── 再診料の書きかた

◆ 記載するところ

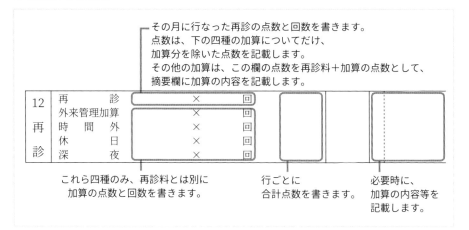

その月に行なった再診の点数と回数を書きます。
点数は、下の四種の加算についてだけ、
加算分を除いた点数を記載します。
その他の加算は、この欄の点数を再診料＋加算の点数として、
摘要欄に加算の内容を記載します。

12 再診	再　　　　　診	×　　　　　回		
	外来管理加算	×　　　　　回		
	時　間　　外	×　　　　　回		
	休　　　　　日	×　　　　　回		
	深　　　　　夜	×　　　　　回		

これら四種のみ、再診料とは別に
加算の点数と回数を書きます。

行ごとに
合計点数を書きます。

必要時に、
加算の内容等を
記載します。

◆ 再診料と加算

　再診料の基本は 75 点です。これに加えて、初診と同様の 6 歳未満・時間外等の加算があり、診療所によっては、初診料にはつかなかった外来管理加算や時間外対応加算といった加算がつくこともあります。75 点にこれら加算の点数を足して、再診料が決まります。

3 ── 乳幼児加算と時間外等加算

　初診料の加算と同様に、再診料でも、▷ 6 歳未満 ▷時間外等 ▷診療時間内の夜間・早朝 ── には加算がつきます。

（1）再診料の乳幼児加算

　6 歳未満の子どもの場合、再診料にプラスして 38 点を算定できます。初診と同様に、時間外等加算と重複して算定はできません。

（2）時間外等加算

　6 歳以上で時間外・休日・深夜の加算がそれぞれ、65

ちょっと
補足

再診料につく加算は、初
診料の加算の半額ですね。

点、190 点、420 点。6 歳未満ではそれぞれ、135 点、260 点、590 点です。時間・年齢の区別は、初診と共通です。

(3) 夜間・早朝等加算

再診の場合も、初診料への加算と同額の 50 点です。施設基準と、時間・年齢の区別も初診と共通です。

再診の時間加算			乳幼児加算 38 点との併算定
	6 歳以上	6 歳未満	
時間外加算	65 点	135 点	できない
休日加算	190 点	260 点	できない
深夜加算	420 点	590 点	できない
夜間・早朝等加算	50 点		できる

◆ 書きかた

12	再　　　診	75 ×	2 回	150	
再	外来管理加算	×	回		
	時　間　外	×	回		
診	休　　　日	×	回		
	深　　　夜	×	回		

その月に再診が 2 回だった場合（6 歳以上、診療時間内）、点数の欄に「75」、回数の欄に「2」と書きます。75 点が 2 回なので、月の合計点「150」を書きます。

12	再　　　診	113 ×	2 回	226	
再	外来管理加算	×	回		
	時　間　外	×	回		
診	休　　　日	×	回		
	深　　　夜	×	回		

これは、6 歳未満の子どもで、その月の再診が 2 回だった場合です。乳幼児加算をあわせると 1 回の再診料は 75 点＋ 38 点です。点数の欄に「113」、回数の欄に「2」と書きます。113 点が 2 回なので、月の合計点を「226」と書きます。

ちょっと補足

後に出てくる明細書発行体制等加算などでは、摘要欄に加算の内容を記載しなければなりませんが、乳幼児加算では摘要欄への記載は不要です。

12	再　　　　診	75	×	3 回	225
	外来管理加算		×	回	
再	時　　間　　外	65	×	1 回	65
診	休　　　日		×	回	
	深　　　夜		×	回	

　診療時間外で再診があった場合には、75 点の再診料と加算の点数を足さずに書きます。▶説明1

　たとえば、その月に 3 回再診があってそのうち 1 回休診日の診療だった場合、このように、1 回の時間外加算の点数は再診料の 75 点と別に記載します。

4 ― 再診料につく加算

　初診料にはつかず、再診料につく加算がいくつかあります。

　一般診療所でまず覚えておきたいのは、**①明細書発行体制等加算 ②外来管理加算 ③時間外対応加算** ―― の 3 つです。

(1) 明細書発行体制等加算

- 電子レセプト請求を行なっている診療所である
- 診療報酬の詳細な明細書を、無料で患者に交付する体制がある
- 施設基準を満たしている（診療所である、電子レセプトで請求している、明細書を無料で交付していてその旨を院内掲示している）

　これらの条件を満たしていれば、すべての患者で、毎回再診料の加算として 1 点算定できます。▶説明2　届出をしていなくても算定できます。

説明 1
　乳幼児加算がつくかどうかは、1 枚のレセプト内で変化しないので（6 歳の誕生月は例外）、1 回の再診料は 1 枚のレセプト内でずっと同じです。ですから、再診 1 回あたりの点数として、75 点と加算の 38 点を足した点数を記入すればよいのです。

　一方、時間外等加算はその回だけの加算ですね。ですから、時間外等加算の点数は、再診料の 75 点とは別に記載するのです。

説明 2
　この加算は、「無料で明細書を患者に提供する体制を整えている」ことに対する加算であって、患者個人へ発行したかどうかへの点数ではありません。「明細書は不要」といわれて発行していない患者でも、再診料に加算を算定しますので、尋ねられたらきちんと説明できるようにしましょう。

（2）外来管理加算

- 再診で、処置やリハビリ等の点数を算定しなかった▶説明3
- 医師が実際に直接診察を行なった（カルテ記載している）
- 計画的な医学管理を行なった（カルテに記載している）

　この条件を満たした再診のときだけ52点算定できます。これも届出は不要です。条件を満たしていれば、月に何回でも算定できます。

（3）時間外対応加算

- 診療所である
- 休日・夜間に患者さんからの問い合わせや受診を受け入れる体制がある
- 届出をしている

　これを満たした場合に、すべての患者の再診のたびに算定できます。対応体制の内容によって、1点・3点・4点・5点のいずれかの点数です。この点数が変わるのは届出を出し直したときだけなので、自分の診療所では何点の加算かをいちど覚えるだけでいいです。

（4）医療情報取得加算

　初診料での加算と同じく、施設基準を満たしており（届出不要）、十分な情報を取得することで、加算を算定できます。

　オンライン資格確認で診療情報を確認した場合や、他院から診療情報の提供を受けた場合は「医療情報取得加算4」（1点）。オンライン資格確認を使用せずに十分な情報を取得した場合には「医療情報取得加算3」（2点）を、再診料に加算できます。

　初診とは違い、再診料への医療情報取得加算は、三月に1回の算定です。

　具体的には、次の①〜⑨のものと同時に算定できません。
① 慢性疼痛疾患管理料
② 生活習慣病管理料（Ⅰ）（Ⅱ）
③ 処置料
④ 手術料
⑤ 麻酔料
⑥ 検査料：超音波検査等、脳波検査等、神経・筋検査、耳鼻咽喉科学的検査、眼科学的検査、負荷試験等、ラジオアイソトープを用いた諸検査、内視鏡検査
⑦ リハビリテーション料
⑧ 精神科専門療法料
⑨ 放射線治療料

　G注射やF投薬は、外来管理加算算定不可ではありません。初心者がよく間違えるのが点滴です。点滴はG注射の分類で、処置ではありません。

(5) その他の再診料加算

　他に、「地域包括診療加算」「認知症地域包括診療加算」「看護師等遠隔診療補助加算」があります。外来中心の一般的な診療所で算定されることは少ないので、具体的な算定方法は本書では省略します。

◆ 書きかた

(1) 明細書発行体制等加算と時間外対応加算

12	再 診	77	×	1 回	77		12	明	時外 4
再	外来管理加算		×	回					
	時 間 外		×	回					
診	休 日		×	回					
	深 夜		×	回					

　明細書発行体制等加算と時間外対応加算を算定する場合は、何の加算であるかを摘要欄に記載する決まりです。

　たとえば、明細書発行体制等加算（1点）と時間外対応加算4（1点）をとっている診療所の場合で考えてみましょう。

　6歳以上の患者で診療時間内の再診が1回だった場合、75点＋1点＋1点の77点が、再診料＋加算です。加算を含めて再診の点数「77」、回数「1」、月の合計「77」と書きます。そして摘要欄に、再診を示す「12」、加算の内容を 明　時外 4 と記載します。▶説明4

> **説明**　　　　　4
> 　摘要欄への表示が必要なものは、略しかたも決められています。

(2) 外来管理加算

12	再 診	75	×	3 回	225	
再	外来管理加算	52	×	2 回	104	
	時 間 外		×	回		
診	休 日		×	回		
	深 夜		×	回		

　外来管理加算は、該当する再診のときだけ算定します。月3回再診があり、そのうち2回外来管理加算にあたる診療だった場合、上のようなレセプトになります。摘要欄には何も記載しないで構いません。

(3) 明細書発行体制等加算と外来管理加算

12	再　　　　診	76	×	2 回	152	12	明
	外来管理加算	52	×	1 回	52		
再	時　間　外		×	回			
休	日		×	回			
診	深　夜		×	回			

　明細書発行体制等加算ありの診療所で、月 2 回の再診のうち 1 回外来管理加算にあたる診療だった場合は、こうなりますね。

ちょっと
補足

届出をしていれば算定できる再診料の加算

初診料と共通で施設基準届出をしていれば算定できる加算

　施設基準届出をしていれば、再診の際にも初診の際と同様の、以下の加算があります。

- 外来感染対策向上加算（月 1 回まで）
- 発熱患者等対応加算（月 1 回まで。外来感染対策向上加算の加算）
- 連携強化加算（月 1 回まで。外来感染対策向上加算の加算）
- サーベイランス強化加算（月 1 回まで。外来感染対策向上加算の加算）
- 抗菌薬適正使用体制加算（月 1 回まで。外来感染対策向上加算の加算）

時間外対応加算 1 〜 4 の施設基準（届出が必要）

　診療所だけの加算です。患者からの問い合わせに対し、自院の常勤職員により 24 時間対応できる体制がある（時間外対応加算 1）、自院の非常勤職員により 24 時間対応できる体制がある（時間外対応加算 2）、標榜時間外の数時間は自院の常勤職員により対応できる体制がある（時間外対応加算 3）、複数の診療所の連携で標榜時間外の数時間は対応できる体制がある（時間外対応加算 4）ことが要件です。

ちょっと
補足

再診料

電話再診

　再診以後、患者または看護にあたっている者（家族など）から、電話やテレビ画像等で治療上の意見を求められ、必要な指示をしたときに、再診料を算定できます。

　電話再診の場合は、外来管理加算や医学管理等（Lesson3 を参照）は算定できません。ただし、医学管理等のうち、診療情報提供料（Ⅰ）は例外があります。

　情報通信機器を用いた診療が保険診療の枠組みに入ってから、電話再診は「患者等からの求めがあった場合に算定できるもの」と再定義され、「定期的な医学管理を前提として行なわれる場合」は算定できなくなっています。少し前とは電話再診の意味合いが異なっているため、ベテランの方も注意してください。

同日再診

　同じ日に 2 回以上の再診がある場合でも、それぞれ再診料を算定できます。1 日に 2 回再診があった場合の実日数が 1 日になることに注意してください。

　同日再診でも、要件を満たせば外来管理加算も算定できます。

来院があっても再診料を算定できない場合

　以下のような場合は、1 回の診療とはみなされないので、再診の算定はできません。

- 初診料か再診料を算定された診療の後、検査などの結果だけを聞きに来た場合
- 初診料か再診料を算定された診療の後、薬のみを取りに来た場合

前回の受診から何日あいたら初診なの？

保険上は、以前に診療していた傷病が患者の自己都合で受診中断となって1カ月以上経過していれば、以前の傷病の転帰に「中止」と記載し、診療再開後の1回目は初診算定することが可能です。

ただし実際は、前回の受診から何日経過したら自己都合での「中止」とするかは、診療所方針や担当医の判断によります。日ごろから方針を理解しておき、それでも不明なときはその日の会計までに担当医の先生に確認しましょう。

そして慢性疾患など明らかに同じ傷病だと考えられる場合は、治療中断で1カ月以上経過していても、初診料の算定はできません。初診で算定するとレセプトは返ってきてしまうので注意してください。

6歳の誕生月の乳幼児加算は？

誕生日前の受診は乳幼児加算あり、誕生日後の受診は乳幼児加算なしで算定します。月の途中から乳幼児加算を算定しなくなった場合は、その旨を摘要欄に記載することになっています。摘要欄に誕生日がいつかを書いておきましょう。

外来診療料と再診料はどう違うの？

再診料は、診療所（無床〜19床の医療機関）と、200床未満の病院だけの診療報酬です。200床以上の病院では、2回目以降の診察での基本診療料を「外来診療料」という名前で算定します。

Lesson 3

医学管理等を請求する

「医学管理等」（B）を算定するときの決まりごと

共通の約束ごとを知っておこう

第2章第1部　医学管理等

POINT

- ✓ 「医学管理等」は、療養上必要な管理に対する点数。
- ✓ カルテに残す。
- ✓ 原則として、電話による指導では算定できない。
- ✓ 同時に複数算定できるもの、できないものがある。
- ✓ 上限回数や対象疾患がそれぞれの項目で決まっている。

この点数何？ って聞かれたら

患者への説明

　○○さんの□□（病気等）に対して、私たちはかかりつけとして□□の管理を継続してお手伝いしていきます。そのことに対する点数です。

　管理料は、治療の計画を考えてそれに沿って適切な治療が行なえているかを管理するという、多くの場合患者には直接見えない部分への診療報酬です。

　処置や薬に対する診療報酬とは違って、何に対する点数なのか知らない患者が大半です。その患者の診療内容と何に対する診療報酬なのかを理解したうえで、相手に合わせて説明することが必要です。

1 ― この点数の意味

　患者さんに対して行なった計画的な指導管理や療養指導に対する点数です。

2 ― 算定するときの共通の決まりごと

3

医学管理等を請求する

　「医学管理等」は、診療報酬点数表で「B」が頭につく
項目です。「～～管理料」のほかに「～～指導料」「～～
提供料」などの名前もありますが、現場ではこれらをま
とめて「管理料」と呼ぶこともあります。

ちょっと
補足

　それぞれの項目で、対象
の疾患が定められていま
す。算定できるのは、その
疾患が「主病」である患者
だけです。

　何に対する点数かをおおざっぱにいうと、「対象に
なっている疾患をもつ患者に対して、今月も該当の疾患
の治療計画を立て、必要な管理を行なった」ことに対す
る点数です。

　診療所にとって重要で、しかも内容が複雑なので、請求漏れ、病名間違いや同時
算定不可といった請求ミス、カルテの不備などがないように注意しましょう。

「医学管理等」（B）に共通のポイント

- 対象の疾患が主病
- 患者に療養指導を行なったこと
- 治療計画を立ててそれに基づいた管理を行なったこと
- 電話による療養指導では算定できない（例外がありますが本書では省略します）

　算定の際は、どのような管理を行なったか、要点を**カルテに具体的に記録する**こ
とが必要です。

3 ― 同時に算定できるものとできないもの

　B は 000 から 015 までですが、複雑に枝分かれする項番もあり、病院だけが対
象のもの、入院患者対象のものも含めて、70 項目以上もあります。そのうち、「こ

れを算定する月はこれは算定できない」という、併算定不可があるものが多数あります。

　併算定できるものとできないものを、やみくもに覚える必要はありません。まずは、医学管理料の算定時には「併算定不可のものが多い」ことを思い出すことができ、参考書や点数表などで調べることができれば十分です。慣れてきたら、自院でよく算定する項目だけでも「これは併算定できない項目があったような気がする」ことが思い浮かぶと調べるのも速くなります。よく算定する項目については注意点をまとめて、院内で共有すると、なおいいですね。

　併算定不可項目を覚えるより、そのつど点数表や参考書などを調べる習慣がついている人のほうがミスは少なく、結果的に仕事は速いです。ただ、「医学管理料には併算定不可が多い」ことを知らなければ、点数表を見ることもできません。「ここを調べよう」という注意ポイントに気づけること、めんどうがらずに実際に資料に目を通せるかどうかが、現場では大切です。

4 ── 上限回数や対象疾患

　Bの項目それぞれで、「月2回を上限」「月1回にかぎり」「1患者1回のみ」▶説明1 のような**回数の決まり**や、「○○を主病とする」のように**対象疾患**が定められています。

　これも、まずは「回数や対象の制限がある」ことを知っておいて、資料に目を通すことができるようになりましょう。

ちょっと補足

電子レセプトでは、併算定不可項目や回数超過があると自動的にエラーになるものが多いです。

5 ── 記載欄

管理料は、ここに記載します。

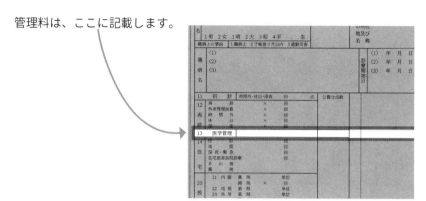

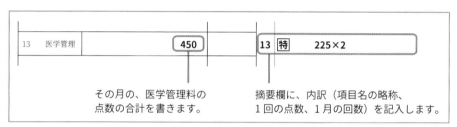

| 13 | 医学管理 | | 450 | | 13 | 特 | 225×2 |

その月の、医学管理料の
点数の合計を書きます。

摘要欄に、内訳（項目名の略称、
1回の点数、1月の回数）を記入します。

　管理料は診療所にとって重要な診療報酬項目です。一般の内科診療所では、**B000 特定疾患療養管理料**と**B001-3 生活習慣病管理料（Ⅰ）**、**B001-3-3 生活習慣病管理料（Ⅱ）**はとくに算定する機会が多いです。栄養士がいるなら **B001 の 9 外来栄養食事指導料**、院内処方の職場なら **B011-3 薬剤情報提供料**は欠かせません。診療所での算定がまれなものは、本書では省略します。

　Lesson3・02 からは、上に挙げた点数の算定ポイントを具体的に紹介します。なお、B 医学管理等の報酬項目ですが、B001 の 13 在宅療養指導料は Lesson4 で、B001 の 2 特定薬剤治療管理料と B001 の 3 悪性腫瘍特異物質治療管理料は、Lesson7 で説明します。

ちょっと
補足

　本書では取り上げませんが、基本に慣れたら次は、書類発行にかかわる点数についても調べておくとよいでしょう（B012 傷病手当金意見書交付料、B013 療養費同意書交付料）。

管理料を請求する（1）

特定疾患療養管理料を算定できるようになろう

B000 特定疾患療養管理料 1

POINT

✓ 要件 　**指定されている疾患が主病である。**

✓ 要件 　**管理の内容をカルテに記載してある。**

✓ 時期/回数 **月2回まで。**

✓ 時期/回数 **初診からひと月以内は算定できない。**

✓ **併算定不可の項目がたくさんある。他の点数に包括される場合もある。**

同時に算定できないもの（診療所外来のみ）	
・ 初診料（初診から1か月） ・ B001の1　　ウイルス疾患指導料 ・ B001の4　　小児特定疾患カウンセリング料 ・ B001の5　　小児科療養指導料 ・ B001の6　　てんかん指導料 ・ B001の7　　難病外来指導管理料 ・ B001の8　　皮膚科特定疾患指導管理料 ・ B001の12　心臓ペースメーカー指導管理料 ・ B001の17　慢性疼痛疾患管理料 ・ B001の18　小児悪性腫瘍患者指導管理料 ・ B001の21　耳鼻咽喉科特定疾患指導管理料 ・ B001の25　移植後患者指導管理料 ・ B001-2　　小児科外来診療料 ・ B001-2-9　地域包括診療料	・ B001-2-10　認知症地域包括診療料 ・ B001-2-11　小児かかりつけ診療料 ・ B001-3　　生活習慣病管理料（I） ・ B001-1-3　生活習慣病管理料（II） ・ B005-7　　認知症専門診断管理料 ・ B005-7-2　認知症療養指導料 ・ C002　　在宅時医学総合管理料 ・ C002-2　　施設入居時等医学総合管理料 ・ C003　　在宅がん医療総合診療料 ・ C010　　在宅患者連携指導料 ・ C100～C121　在宅療養指導管理料 ・ I002　　通院・在宅精神療法 ・ I004　　心身医学療法

クリニック事務職のための
オンライン教材
くりちょこ

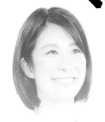

スマホでちょこちょこ、
レセプトがわかる！

クリニックに特化した内容を、無駄なく短期間でマスター！
考えかたがわかるから、未経験者でもどんどん身につく！
短時間ずつ、すきま時間で無理なくできる！
経験やスキルに合わせて継続できる！
人材定着につながる！

これまでになかった オンライン教材です。

「レセプト Lesson」
シリーズ著者が監修

私がおすすめします！

医療事務サポート（株）スマイル
代表
神原充代　先生

＼ **くりちょこ** があれば ／

事務スタッフの
能力を底上げ

◎ **未経験者の育成に！**

◎ **全員でスキルアップし、
急な欠員にも困らない！**

教育・育成の
負担を軽減

◎ **基本から学習できる！**

◎ **点数表だけではわからない
「こんなときどうする？」を
相談できる！**

受付での
説明・対応力がつく

◎ **点数の決まりをしっかり
理解できるから、
明細内容の説明を
任せられる！**

請求すべき点数を
正しく算定できる

◎ **知識がないと気づけない
算定漏れを防ぐ！**

◎ **返戻は正しく再請求！**

看護師のためのオンラインセミナー
出直し看護塾 ▶ YouTube で

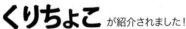

くりちょこ が紹介されました！

| 出直し看護塾　くりちょこ | **検索** |

1 ── 何の点数か

B000 特定疾患療養管理料は、指定されている疾患が主病の場合に、その疾患に対して治療計画を立てて、その計画に沿って、診療や生活指導など必要な管理を提供した場合に算定できる点数です。

2 ── 算定のポイント

対象	「特掲診療料の施設基準　別表第一」に載っている疾患
回数、点数 （診療所の場合）	月2回まで。1回225点
算定要件	治療計画に基づき療養上必要な指導を行なった場合

✓ 電話による診療や指導では算定できません。

✓ 管理した内容の要約をカルテにしっかり記載しておくことが必要です。

✓ 算定回数は月2回まで▶説明1 です。

✓ 初診からひと月以内は算定できません。この場合の「ひと月」は、満1カ月経過したかどうか▶説明2 で考えます。

ちょっと補足

特定疾患療養管理料の対象疾患は、おもなものでは胃炎、甲状腺の疾患、喘息、慢性閉塞性肺疾患、心不全、脳血管疾患などの慢性疾患が該当します。具体的には「特掲診療料の施設基準　別表第一」に32項目が定められています。

2024年の診療報酬改定で、脂質異常症、高血圧症、糖尿病が除外されましたので、注意してください。

ちょっと補足

特定疾患療養管理料は、診療所だけでなく、200床未満の病院でも算定できる点数です。病院では100床未満で147点、100床～199床で87点と点数が違います。200床以上の病院では算定できません。

説明1

前述のとおり、この「月2回まで」は、月初（1日）から末日までで2回です。

説明2

たとえば、2月15日が初診なら、3月14日までがひと月以内で、3月15日から算定可の期間になります。

対象疾患

3 ― レセプトの書きかた

13	医学管理	450		13	特	225 × 2

　特定疾患療養管理料を算定する場合は、摘要欄に 特
と書き、点数と回数を記載します。

　また、主病の欄▶説明3 に対象の疾患が記載されている
ことを確認しましょう。

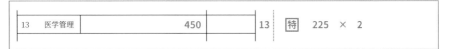

> **説明　3**
>
> 　主病は原則として1つ
> で、「傷病名」の（1）に
> 記載します（電カルでは
> チェックを入れた病名が主
> 病になります）。

ちょっと
補足

特定疾患療養管理料

1月後が休日の場合

　算定可能になる日が休日の場合は、その直前の診療日から算定可能日とみなすことがで
きます。たとえば1月11日が初診だと、2月11日で1カ月経ちますが、この日は祝日
です。この場合は2月10日（診療所の通常診療日だったとして）に治療計画に沿った管
理を提供していれば、2月10日に管理料を算定できます。

複数の特定疾患がある患者の場合

　たとえば慢性胃炎と喘息のように、対象の疾患を複数有している患者がいても、1回の
診療で2回分の管理料を算定できることはありません。自院の科で診るときの主病はひ
とつですから、どちらかに対する管理料を月2回まで算定します。

ほかの医療機関で管理料が算定されていたら

　この場合は、その月の管理料は算定できません。

看護へあたっている者への指導

　特定疾患療養管理料は、家族等への指導を行なった場合でも算定できます。

管理料を請求する（2）

生活習慣病管理料を算定できるようになろう

B001-3 生活習慣病管理料（Ⅰ）、B001-3-3 生活習慣病管理料（Ⅱ）

POINT

✓ 要件 **脂質異常症、高血圧症、糖尿病のいずれかが主病。**

✓ 時期/回数 **初診料を算定した月は算定できない。**

✓ 要件 **療養計画書を作成し、それに基づく説明を行ない、患者に同意の署名を受けている。**

✓ **同日に外来管理加算を併算定できない。**

✓ **生活習慣病管理料（Ⅰ）は、検査・注射・病理診断等が包括され、主病によって点数が違う。**

✓ **生活習慣病管理料（Ⅱ）は、検査・注射・病理診断等を出来高算定できる。**

1 ― 何の点数か

　脂質異常症、高血圧症または糖尿病が主病の場合に、生活習慣に関する総合的な療養計画を立てて、その計画書を患者に交付した場合に算定できる点数です。

3

医学管理等を請求する

生活習慣病管理料（I）と同時に算定できないもの（診療所外来のみ）

- 初診料（初診算定月）
- 外来管理加算
- B000 〜 B015 のうち、下の 5 つ以外
    B001 の 20 糖尿病合併症管理料／ B001 の 22 がん性疼痛緩和指導管理料／ B001 の 24 外来緩和ケア管理料／ B001 の 27 糖尿病透析予防指導管理料／ B001 の 37 慢性腎臓病透析予防指導管理料
- B001-3-3 生活習慣病管理料（II）（（I）を算定した月から 6 か月間（II）を算定できない）
- D すべて（検査）
- G すべて（注射）
- N すべて（病理診断）
- （糖尿病が主病の場合）C101 在宅自己注射指導管理料

生活習慣病管理料（II）と同時に算定できないもの（診療所外来のみ）

- 初診料（初診算定月）
- 外来管理加算
- B000 〜 B015 のうち、下の 16 項目以外
    B001 の 9 外来栄養食事指導料／ B001 の 11 集団栄養食事指導料／ B001 の 20 糖尿病合併症管理料／ B001 の 22 がん性疼痛緩和指導管理料／ B001 の 24 外来緩和ケア管理料／ B001 の 27 糖尿病透析予防指導管理料／ B001 の 37 慢性腎臓病透析予防指導管理料／ B001-3-2 ニコチン依存症管理料／ B001-9 療養・就労両立支援指導料／ B005-14 プログラム医療機器等指導管理料／ B009 診療情報提供料（I）／ B009-2 電子的診療情報評価料／ B010 診療情報提供料（II）／ B010-2 診療情報連携共有料／ B011 連携強化診療情報提供料／ B011-3 薬剤情報提供料
- B001-3 生活習慣病管理料（I）（（II）を算定した月から 6 か月間（I）を算定できない）
- （糖尿病が主病の場合）C101 在宅自己注射指導管理料

2 ― 算定のポイント

対象	脂質異常症、高血圧症、糖尿病のいずれかが主病	
回数	• 月 1 回まで	
点数	生活習慣病管理料（I）	610 点（脂質異常症）、660 点（高血圧症）、760 点（糖尿病）
	生活習慣病管理料（II）	333 点
算定要件	• 診療ガイドライン等を参考にし、総合的な治療管理を行なっている • 生活習慣に関する療養計画書を患者に交付し、同意と署名を得ている • 療養計画書の写しをカルテに添付 • 28 日以上の処方またはリフィル処方箋交付が可能なことを、院内掲示 • 保険者から特定保健指導のために情報提供を求められた場合は、患者の同意を確認し、同意があれば保険者に協力する • 糖尿病の場合、歯科受診と、年 1 回程度の眼科受診を指導する	

✓ 生活習慣病管理料（Ⅰ）は主病によって点数が違います。生活習慣病管理料（Ⅱ）は主病によって点数の違いはありません。

✓ 生活習慣病管理料（Ⅰ）も（Ⅱ）も、初診料を算定した月は算定できません。（Ⅰ）または（Ⅱ）と同じ日には、外来管理加算を算定できません。

✓ 同じ患者で生活習慣病管理料（Ⅰ）を算定した月から6か月は生活習慣病管理料（Ⅱ）を算定できず、（Ⅱ）を算定した月から6か月は（Ⅰ）を算定できません。

✓ 糖尿病の場合、C101 在宅自己注射指導管理料とは同じ月に算定できません。

3 ── レセプトの書きかた

◆ 生活習慣病管理料（Ⅰ）高血圧症の場合

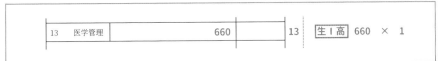

| 13 | 医学管理 | 660 | | 13 | 生Ⅰ高 660 × 1 |

摘要欄に 生Ⅰ高 と書き、点数と回数を記載します。そして当然、傷病欄に高血圧症を主病として記載していないと、返戻や減点の対象になります。

ちょっと
補足

生活習慣病管理料（Ⅰ）（Ⅱ）の加算

血糖自己測定指導加算
　▷主病が中等度以上（加算算定の当月か前月の HbA1c が JDS 値で 8.0％以上）の2型糖尿病 ▷インスリン製剤を使用していない ▷血糖自己測定を月 20 回以上実施 ── に当てはまる患者に対し、血糖自己測定結果や生活状況をふまえて必要な療養指導を行なうことへの加算です。年1回、500点です。

外来データ提出加算（要届出）
　診療報酬請求状況や、生活習慣病治療管理に関するデータを、継続して提出することへの加算です（生活習慣病管理料の算定時に 50 点）。自院が施設基準の届出をしていれば、基本的には毎回算定する加算です。

ちょっと
補足

療養計画書

(別紙様式9)

生活習慣病 療養計画書 初回用　　　　　　　　　(記入日：　　年　　月　　日)

| 患者氏名： | （男・女） | 主病： |
| 生年月日：明・大・昭・平・令　年　月　日生（　才） | □糖尿病 □高血圧症 □脂質異常症 |

ねらい：検査結果を理解できること・自分の生活上の問題点を抽出し、目標を設定できること

【目標】

【目標】□体重：（　　　kg）□BMI：（　　　）　　□収縮期／拡張期血圧（　　／　　mmHg）
　　　　□HbA1c：（　　　%）

【①達成目標】：患者と相談した目標
[　　　　　　　　　　　　　　　　　　　　　　　　　　　　　　　　　　　]

【②行動目標】：患者と相談した目標
[　　　　　　　　　　　　　　　　　　　　　　　　　　　　　　　　　　　]

【重点を置く領域と指導項目】

【食事】
□食事摂取量を適正にする　　　　　　　　　　　　　□食塩・調味料を控える
□野菜・きのこ・海藻など食物繊維の摂取を増やす　　□外食の際の注意事項（　　　　）
□油を使った料理（揚げ物や炒め物等）の摂取を減らす □その他（　　　　）
□節酒（減らす（種類・量：　　　　　　を週　　回））
□間食（減らす（種類・量：　　　　　　を週　　回））
□食べ方：（ゆっくり食べる・その他（　　　　））
□食事時間：朝食、昼食、夕食を規則正しくとる

【運動】
□運動処方：種類（ウォーキング・　　　　　　　　　）
　時間（30分以上・　　　　　）、頻度（ほぼ毎日・週　　）
　強度（息がはずむが会話が可能な強さ or 脈拍　　　拍/分 or　　）
□日常生活の活動量増加（例：1日1万歩・　　　　　）
□運動時の注意事項など（　　　　　　）

【たばこ】
□非喫煙者である
□禁煙・節煙の有効性　　□禁煙の実施方法等

【その他】
□仕事　□余暇　□睡眠の確保（質・量）□減量
□家庭での計測（歩数、体重、血圧、腹囲等）
□その他（　　　　）

【検査】

【血液検査項目】（採血日　　月　　日）□総コレステロール（　　　　mg/dl）
□血糖（□空腹時 □随時 □食後（　　）時間）□中性脂肪（　　　　mg/dl）
　　　　　　　　　　　　（　　　mg/dl）□HDLコレステロール（　　　　mg/dl）
□HbA1c：（　　　　%）□LDLコレステロール（　　　　mg/dl）
※血液検査結果を手交している場合は記載不要　□その他（　　　　）

【その他】
□栄養状態　（低栄養状態の恐れ　　良好　　肥満）
□その他　（　　　　）

※実施項目は、□にチェック、（　）内には具体的に記入

患者署名　　　　　　　　　　　医師氏名

　療養計画書は、このような様式です。これは初回用で、継続用の様式もあります。

　欄をすべて埋める必要はなく、対象の患者の治療管理に必要な項目だけで構いません。血液検査結果を別に渡している場合は、血液検査結果の記載を省略できます。

　電子カルテ情報共有システムを活用して療養計画書の内容を患者と共有している場合は、カルテにその旨と患者の同意を得たことを記載すれば、療養計画書を交付したものとみなせます。

　計画書の内容に変更がないときは、受診のたびに交付する必要はありません。変更があれば交付することと、変更がない場合は4か月に1回以上の交付が要件です。

管理料を請求する（3）

診療情報提供料（Ⅰ）を算定できるようになろう

B009 診療情報提供料（Ⅰ）

POINT

- ✓ 要件　　　**患者の同意を得て、別の機関に情報提供した。**
- ✓ 要件　　　**診療状況を示す文書を添えた。**
- ✓ 時期/回数　**紹介先ごとに月1回。**
- ✓ **紹介先名を記載するとよい。**

1 ― 何の点数か

　別の医療機関に患者を紹介する際など、診療情報を提供したときに条件を満たしていると算定できる点数です。

　対象になる情報提供先は、医療機関（病院や診療所、歯科、薬局など）だけでなく、市町村、保健福祉サービス事業者、障害福祉サービス事業者、介護老人保健施設、介護医療院、保育所または学校（大学を除く）の学校医等も該当します。

　どの連携先でも、最初に紹介したときだけではなく、文書での情報提供があれば、ひとりの患者・ひとつの連携先で、月1回まで算定することができます。

2 ― 算定のポイント

情報提供の対象	• 別の保険医療機関（病院、診療所、歯科） • 保険薬局 • 市町村 • 保育所、幼稚園、学校（大学を除く）の学校医等 • 保健福祉サービス事業者 • 障害福祉サービス事業者 • 介護老人施設 • 介護医療院
点数、回数	• 1回250点。 • ひとりの患者・ひとつの連携先で月1回。
算定要件	• 別の機関に情報を提供する旨を患者に説明し、同意を得た • 診療状況を示す文書を添えて紹介を行なった

✓ レセプト摘要欄に、算定日を必ず記載します。

✓ 他の保険医療機関（病院や診療所）への紹介の場合は、その医療機関で診療が必要と判断された根拠がカルテに記録されていなければなりません。

✓ 文書で情報提供した場合だけ算定できます。相手先に交付した文書のコピーをカルテに添付します。

✓ 文書は、患者本人へ渡した場合でも、紹介先へ交付した場合でも算定できます。

✓ 紹介先ごと（1機関ごと）に月1回算定できます。ひとりの患者の情報を、別々の機関に紹介した場合は、2回算定できます。

✓「○○病院の整形外科と○○病院の眼科」など、ひとつの病院の複数の科に紹介したときは、紹介状は複数枚つくりますが、紹介先はひとつと数え、算定できるのは1回分250点だけです。

ちょっと補足

　情報提供先が複数あるときは、それぞれ違う機関へ情報提供したことがわかるように、レセプト摘要欄に紹介先の名前を必ず記載しましょう。

　これがよく漏れてしまいがちなので、月の紹介先が2つになってから紹介先の名前を書くのではなく、診療情報提供料を算定する場合は毎回、紹介先の名前を書いておくことがおすすめです。

✓ 情報提供先が同一法人、開設者や代表者が同一、親族関係といった「特別の関係
　にある機関」の場合は、診療情報提供料（Ⅰ）は算定できません。

3 ― レセプトの書きかた

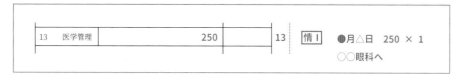

　略称は 情Ⅰ です。摘要欄に、略称、点数、回数を記載します。また、算定日の
記載が必須です。

　そして、紹介先が医療機関以外の場合は、ひとつの場合でも紹介先の記載が必須
です。紹介先が医療機関のときも複数になると紹介先それぞれの記載が必要になる
ので、診療情報提供料（Ⅰ）を算定するときは、どんなケースでも紹介先を書いて
おくことをお勧めします。

管理栄養士がいる職場なら よく算定する管理料

外来栄養食事指導料を算定できるようになろう

B001 の 9 外来栄養食事指導料／ B001 の 11 集団栄養食事指導料

POINT

✓ [要件] **管理栄養士が栄養指導を行なった。**

✓ [要件] **指導を提供した患者が、特別食が必要などの条件に当てはまる。**

✓ [要件] **電話や ICT 機器での指導でも算定できる。**

✓ [時期／回数] **はじめの月だけ月 2 回まで、翌月から月 1 回。**

✓ [時期／回数] **初回だけ点数が違う。**

1 ─ 何の点数か

　患者の状態をふまえて医師が指示を出し、それに基づいて管理栄養士が患者に合わせて食事計画案を示し、栄養指導を行なうことに対する点数です。

　管理栄養士がいるところではよく算定する点数です。ご自身の職場が該当すれば、算定できるようになっておきましょう。栄養指導を電話や ICT 機器で行なっても、点数は低くなりますが算定できます。

　自院で雇用している管理栄養士ではなく、他の医療機関や地域の栄養ケアステーションと契約し、そこに所属している管理栄養士が当院の患者に指導を行なった場合にも、当院で外来食事栄養指導料を算定できます。このような自院以外の管理栄養士による指導の場合でも、電話や ICT 機器による指導で算定可能です。

2 ― 算定のポイント

対象	以下のどれかに当てはまる患者に対して、管理栄養士による栄養指導を行なった場合に算定できる • 特別食（次ページ補足参照）が必要な患者 • がん患者 • 食べること・飲み込むことがうまくできない患者 • 栄養状態が悪い患者	
点数、回数	基本は月に1回、初回の月だけ月に2回まで算定できる。	
	外来栄養食事指導料1（自院の管理栄養士）	• 対面の場合、初回は260点、2回目以降は1回200点。 • 電話またはICT機器による指導の場合、初回は235点、2回目以降は1回180点。
	外来栄養食事指導料2（外部の管理栄養士）	• 対面の場合、初回は250点、2回目以降は190点。 • 電話またはICT機器による指導の場合、初回は225点、2回目以降は1回170点。
算定要件	• 初回の指導はおおむね30分以上、2回目以降はおおむね20分以上。 • 食事計画案を必要に応じて患者へ渡す。毎回渡さなくてもよいが、初回の指導時や、食事計画に変更があったときには必ず渡す。	

3 ― レセプトの書きかた

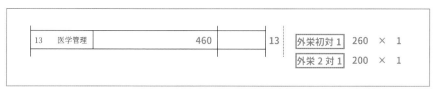

　摘要欄に略号を書き、点数と回数を記載します。自院の管理栄養士が初回の指導を対面で行なったときは 外栄初対1 、2回目以降の指導を対面で行なったときは 外栄2対1 です。

集団栄養食事指導料

集団指導をしたときの点数

外来栄養食事指導料ほど多く算定されるものではありませんが、B001 の 11「集団栄養食事指導料」も、管理栄養士が食事指導を行なったに対する点数です。

対象は、特別食が必要な複数の患者に、1 回 15 人以下、40 分より長い時間で集団指導をした場合です。患者ひとりで月に 1 回、80 点算定できます。

集団栄養食事指導は、電話による指導は認められません。

特別食

算定できる対象の特別食は下のように決められています（はじめから覚える必要はありません）。

外来栄養食事指導料の特別食	集団栄養指導料の特別食
• 腎臓食 • 肝臓食 • 糖尿食 • 胃潰瘍食 • 貧血食 • 膵臓食 • 脂質異常症食 • 痛風食 • てんかん食 • フェニールケトン尿症食 • 楓糖尿症食 • ホモシスチン尿症食 • 尿素サイクル異常症食 • メチルマロン酸血症食 • プロピオン酸血症食 • 極長鎖アシル -CoA 脱水素酵素欠損症食 • 糖原病食 • ガラクトース血症食 • 治療乳 • 無菌食 • 小児食物アレルギー食 • 特別な場合の検査食（単なる流動食および軟食を除く）	• 腎臓食 • 肝臓食 • 糖尿食 • 胃潰瘍食 • 貧血食 • 膵臓食 • 脂質異常症食 • 痛風食 • てんかん食 • フェニールケトン尿症食 • 楓糖尿症食 • ホモシスチン尿症食 • 尿素サイクル異常症食 • メチルマロン酸血症食 • プロピオン酸血症食 • 極長鎖アシル -CoA 脱水素酵素欠損症食 • 糖原病食 • ガラクトース血症食 • 治療乳 • 無菌食 • 特別な場合の検査食（単なる流動食および軟食を除く）

小児食物アレルギー食だけが集団栄養指導料の対象外であることが、B001 の 9 と B001 の 11 での特別食の違いです。

院内処方なら
よく算定する管理料

薬剤情報提供料を算定できるようになろう

B011-3 薬剤情報提供料

POINT

✓ 要件 　院内処方した薬剤の情報を、患者に文書で提供した。

✓ 要件 　提供する文書に、1回の処方のすべての薬剤についての情報を書く。

✓ 時期／回数 月1回が基本で、処方変更があればそのつど算定できる。

✓ 加算 　お薬手帳に記載したら加算がある。

1 ── 何の点数か

　外来患者に対して、処方した薬剤の情報を文書で提供した場合に算定できる点数です。院外処方であれば算定しない点数ですが、院内処方の場合には必須です。ご自身の職場が該当すれば、算定できるようになっておきましょう。

2 ― 算定のポイント

対象	外来患者
点数、回数	• 処方変更があったときに算定。処方変更がないときは月1回算定。 • 1回4点
算定要件	• 処方した薬剤の名称（一般名または商品名）、用法、要領、効能、効果、副作用、相互作用について、おもな情報を文書で提供する。 • 情報提供は1回に処方したすべての薬について必要。 • 薬袋へ記載した場合も算定できる。
加算	患者の希望があり、お薬手帳に薬剤の名称を記載し、文書で薬剤情報を提供した場合は3点加算できる。

✓ 薬の種類の変更、剤型の変更、量の変更、投与目的（効果効能）の変更、薬の追加は「処方変更があった」とみなします。

✓ 処方日数の変更だけの場合は「処方変更」とはみなしません。

✓ 手帳に記載しなかった場合は（患者が手帳持参を忘れたのでシールを交付したなど）、加算は算定できません。

3 ― レセプトの書きかた

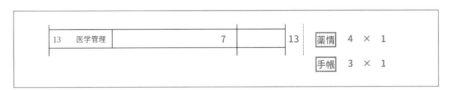

薬剤情報提供料は 薬情 、手帳への加算は 手帳 です。摘要欄に内訳（点数と回数）を記載し、合計を点数欄に記載します。

Lesson 4

在宅の療養指導管理料
を請求する

「在宅医療」（C）を 算定するときの決まりごと

外来で算定する点数（在宅療養指導管理料）を知ろう

第2章第2部第2節　在宅療養指導管理料（C100 ～ C121）

POINT

- ✓ 「在宅医療」（C）の算定項目には、2つのタイプがある。
- ✓ 「在宅療養指導管理料」は月1回、1つだけが基本。
- ✓ 同じ月に算定できない医学管理料がある。

1 ― 「在宅療養指導管理料」の意味

医師が患者宅に訪れて診療する在宅医療とは違い、**患者の自己療養を指導・管理し、必要な医療材料を支給**する▶説明1 ことに対する点数です。

> 説明 1
>
> 「必要な医療材料の支給」は、薬局への指示による提供でも可能です。

この点数何？ って聞かれたら

患者への説明

○○さんがご自宅で□□する（注射や導尿などの自己療養）方法を計画して、説明したり相談にのったりすることの点数です。

2 ―「在宅医療」（C）はタイプが 2 つある

◆ 在宅患者診療・指導料と、在宅療養指導管理料

「在宅医療」（C）の点数表にある項目は、次の 2 つのタイプに分かれます。

- 在宅患者診療・指導料（通院できない状態の患者のために、医師が患者宅に出向いて診察する）
- 在宅療養指導管理料（患者が自己療養する方法を指導・管理する）

Lesson4 では、在宅療養指導管理料について説明します。在宅患者診療・指導料については本書では省略します。

C 在宅医療

在宅患者診療・指導料

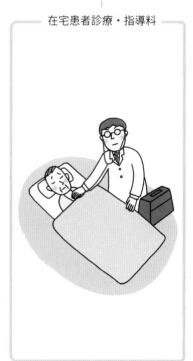

在宅療養指導管理料

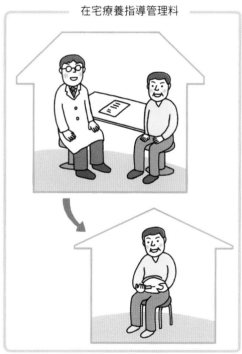

◆ 算定のしかた

在宅療養指導管理料は、各区分の点数を合計した費用で算定します。

> 在宅療養指導管理料（C100 ～ C121）
>
> 　　　＋
>
> 在宅療養指導管理材料加算（C150 ～ 175）
>
> 　　　＋
>
> 薬剤料（C200）
>
> 　　　＋
>
> 特定保険材料（C300）

3 ― 注意点

✓ 在宅療養指導管理料を算定するときは、その指導管理が必要であり適切だと医師が判断した根拠等をカルテに記載しなければなりません。

✓ 在宅療養指導管理料を算定する患者のカルテには、それを算定することを明記したうえで、患者への指導内容の要点を記載します。

✓ 算定できるのは月に1回が基本です（例外もあります）。月に2回以上の指導管理を行なった月は、初回の日付で算定します。

✓ 同一の医療機関では、同じ患者に複数種類の在宅指導管理を行なった場合も、算定できるのは月にどれかひとつだけです。つまり、C100 ～ C121 は同時に算定できません。

✓ 上のように、在宅指導管理を行なったが指導管理料は算定できない場合も、その際に使用した材料と薬剤については、在宅療養指導管理材料加算、特定保険医療材料料、薬剤料を算定できます。

✓ どこかの医療機関で在宅療養指導管理料を算定していたら、その月に、同じ疾患に対する同じ在宅療養指導管理料を別の医療機関が算定することができません。

ちょっと
補足

> ただし、Lesson4・02 の在宅自己注射指導管理料は、複数の医療機関でそれぞれ別の疾患に対する自己注射を指導管理している場合は、どちらの医療機関でも在宅自己注射指導管理料を算定できます。

✓ 家族など患者の看護をする人に対して指導した場合も算定できますが、患者本人が来院していて家族だけに指導した場合は算定できません。

4 — 記載欄

在宅医療の点数は、ここに記載します。

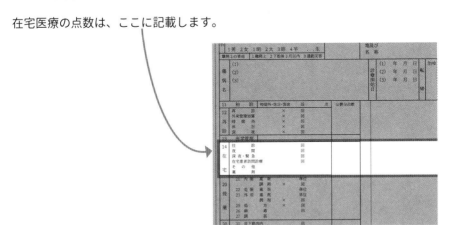

「その他」の欄に、算定する点数の略称を記入します。
加算があるときは、加算の略称も記入します。

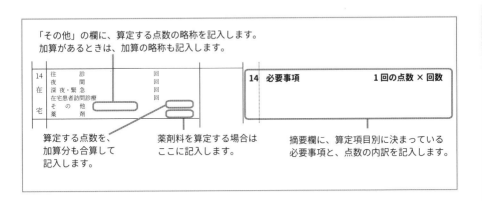

算定する点数を、加算分も合算して記入します。

薬剤料を算定する場合はここに記入します。

摘要欄に、算定項目別に決まっている必要事項と、点数の内訳を記入します。

5 ── 同時に算定できないもの

C100 〜 C121 と、下記のものは同じ月に算定できません。

- B 000　特定疾患療養管理料
- B 001 の 1　ウイルス疾患指導料
- B 001 の 4　小児特定疾患カウンセリング料
- B 001 の 5　小児科療養指導料
- B 001 の 6　てんかん指導料
- B 001 の 7　難病外来指導管理料
- B 001 の 8　皮膚科特定疾患指導管理料
- B 001 の 17　慢性疼痛疾患管理料
- B 001 の 18　小児悪性腫瘍患者指導管理料
- B 001 の 21　耳鼻咽喉科特定疾患指導管理料
- I 004　心身医学療法

また前述のとおり、C100 〜 C121 のうち複数を同じ月に算定することはできません。

在宅自己注射指導管理料
在宅自己注射の管理料と加算の算定方法を知ろう

C101 在宅自己注射指導管理料、C150 血糖自己測定器加算、C153 注入器用注射針加算

POINT

✓ 要件　　　**対象の薬での自己注射を指導した。**

✓ 要件　　　**算定の根拠と指導内容をカルテに記載、または患者に交付した文書の写しを添付してある。**

✓ 時期 / 回数　**月 1 回。**

✓ **併算定不可の項目がある。**

✓ 加算　　　**導入初期の加算がある。**

✓ 加算　　　**材料加算できる場合もある。**

1 ── 何の点数か

◆ 回数、点数

　対象の薬を自己注射している患者に対して、自己注射に関する指導管理を行なった場合に、算定できます。自己注射が月 27 回以下の場合は月に 650 点、28 回以上は月 750 点です。算定できるのは月 1 回です。

ちょっと
補足

通常は 650 点か 750 点ですが、間歇注入シリンジポンプを用いる患者の場合は、条件を満たせば 1,230 点算定できます。「医科診療報酬点数表に関する事項」の C 101 (6) で説明されています。

◆ 算定の対象

この点数は算定できる薬が決まっています。たとえば、インスリン（糖尿病の薬）やアドレナリン（アレルギー発作のときの薬）が算定する機会が多いと思います。

自院でよく算定する薬だけは覚えておけるとよいですが、対象の薬をすべて覚える必要はありません。**在宅で自己注射をする患者であれば、資料にあたって、算定の対象かどうかを調べる**ようにしましょう。

ちょっと
補足

対象の薬は、「特掲診療料の施設基準」別表第九に挙げられています。

◆ 導入初期加算

初回に指導した月から3月以内は580点を加算します（導入初期加算といいます）。導入初期加算は最大3回算定できます。

また、処方の内容に変更があった場合も、導入初期加算（580点）を1回算定できます。ただし、過去1年以内に使用した薬では算定できません。同じ区分内の別の薬に変わっただけの場合（あるインスリン製剤から別のインスリン製剤への変更など）も算定できません。

さらに、バイオ後続品を処方したときの初回から3月は、月1回、150点の加算もあります（バイオ後続品導入初期加算といいます。）

ちょっと
補足

バイオ後続品

薬のうち、バイオ医薬品という分類があり、バイオ医薬品の後発医薬品がバイオ後続品（バイオシミラーともいいます）です。

糖尿病治療薬のランタス（インスリングラルギン）、骨粗鬆症のフォルテオ（テリパラチド）、貧血のネスプ（ダルベポエチン）など、クリニックでも使われるバイオ医薬品もあります。

◆ 算定のポイント

✓ 在宅自己注射指導管理料は、導入前に 2 回以上の教育期間をとっていなければ算定できません。初回の算定のときは、算定日の前に教育のための診療日が確保されているか、診療実日数も確認してください。

✓ 導入前の指導内容を詳細に記載した文書を交付することも必要です。

✓ 指導内容をカルテに記載、または患者に交付した文書を添付します。

✓ 他の管理料と同様に、その月に別の医療機関で在宅自己注射指導管理料を算定していると、当院で指導管理を行なったとしても、その疾患での算定はできません。

✓ 月の途中で急に入院になったなど、医師が当初指示した回数どおり自己注射ができなかった場合は、実施回数でなく、医師の指示回数の点数で算定します。

✓ 在宅自己注射指導管理料を算定する月は、原則は、注射の費用（手技料、薬剤料、材料代）は別に算定できません。例外的に、緊急時では手技料を算定できる場合もあります。

✓ B001-2-12 外来腫瘍化学療法診療料、注射実施料の外来化学療法加算とは、併算定できません。

ちょっと
補足

　基本的には、ある医療機関で算定された点数をほかの医療機関では算定できませんが、たとえば、A クリニックで糖尿病に対する自己注射、B 医院で乾癬に対する自己注射を指導管理されている場合は、A クリニックでも B 医院でも、在宅自己注射指導管理料を算定できます。

2 ― 血糖自己測定器加算

　在宅自己注射を行なっている患者のうち、血糖自己測定をして、その結果をもとに医師が指導管理することに対する点数です。血糖自己測定の指示回数によって点数が設定されています。

ちょっと補足

　1〜4は在宅自己注射を1日1回以上している患者は多くが該当します（小児または妊娠中の患者は1日1回以上の条件もなし）。5と6は、1型糖尿病患者／膵全摘後患者／12歳未満の小児患者／妊娠中の患者に限られます。細かい点は点数表 C150 を確認してください。

1	月 20 回以上測定	350 点
2	月 30 回以上測定	465 点
3	月 40 回以上測定	580 点
4	月 60 回以上測定	830 点
5	月 90 回以上測定	1,170 点
6	月 120 回以上測定	1,490 点
7	間歇スキャン式持続血糖測定器	1,250 点

◆ 血糖自己測定器加算を算定するときのポイント

✓ レセプトの摘要欄に、医師が指示した自己測定回数を記載することが必須です（コメントコードで入力します）。

✓ 医師の指示どおりの自己測定が実施できなかった場合は、実際に測定した回数ではなく、医師の指示回数の点数で算定します。

ちょっと補足

間歇スキャン式持続血糖測定器

　インスリン自己注射を1日1回以上行なっている患者で「FreeStyle リブレ」での血糖測定の指示が出た場合に、1,250点の「間歇スキャン式持続血糖測定器によるもの」（3月に3回まで）で算定します。自己測定の回数は関係なく、一定の点数です。

　なお、トルリシティなどの GLP-1 作動薬を注射されている方だと、週1回の自己注射では「FreeStyle リブレ」で血糖測定していても「間歇スキャン式持続血糖測定器によるもの」は算定できません。ですが週1回注射でも、自己測定の回数に応じて、血糖自己測定器加算の1〜4は算定できます。

✓ 1型糖尿病患者に対しての算定では「1型糖尿病患者である」ことを、摘要欄に明記することが必須です。（電カルやレセコンでは、コメントがコード設定されています。手入力してはいけません。）

✓ 血糖自己測定の記録を患者に持参してもらい、それをカルテに添付しておきます。記録が保管できていないために返戻や減点となるケースがよくあります。もし患者が記録を怠ってしまうと血糖自己測定器加算を算定できませんので、説明と確認がとても重要です。

✓ 指導内容をカルテへ記載することも、算定上重要です（交付した文書の写しを添付でもよい）。▷測定方法の指導について ▷自己測定の回数の根拠 ▷自己測定記録に基づいて指導を行なったことがわかる指導内容 ── が必要です。

3 ── 注入器加算、注射針加算など

院内処方の場合、注入器を支給した場合にはその月に C151 注入器加算を算定できます。注射針が処方された場合は C153 注射器用注射針加算です。

ちょっと
補足

現在主流の一体型針つきキット製剤を処方している場合は、C151 も C153 も算定できません。一体型キット製剤の針無しタイプで、針を支給した場合は C153 を算定できます。

この他にも、在宅自己注射指導管理料につく加算には、D152 間歇注入シリンジポンプ加算、D152-2 持続血糖測定器加算がありますが、本書では省略します。

注入器とは、カートリッジ交換をするタイプを指します。使い捨て注射器も該当します。一体型のキット製剤は該当しません。

また、注入器加算も針加算も、医療機関で算定できるのは院内処方した場合だけです。

4 ― レセプトの書きかた

　少し点数がややこしくなりましたので、おさらいしましょう。一般の診療所で算定されることが多い点数を表にまとめました。

在宅自己注射指導管理料（1 以外の場合）	月 27 回以下	650 点
	月 28 回以上	750 点

+

血糖自己測定器加算	月 20 回以上測定	350 点
	月 30 回以上測定	465 点
	月 40 回以上測定	580 点
	月 60 回以上測定	830 点

+

〈院内処方の場合〉

注入器加算	300 点
注入器用注射針加算	130 点
	200 点（1 型糖尿病）

レセプトへは次のように書きます。

◆ 加算なしの場合

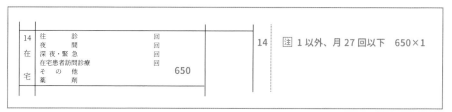

「14在宅」の「その他」欄または摘要欄に、在宅自
己注射指導管理料の 注 を書きます。

点数を記載するスペースに算定点数の合計を書き、
摘要欄にその内訳を「点数×回数」の形で書きます。

ちょっと
補足

在宅自己注射に用いる薬
剤が院内処方の場合は、薬
剤の総点数、所定単位あた
りの薬剤名と支給日数を摘
要欄に記載します。

◆ 血糖自己測定器加算も算定する場合

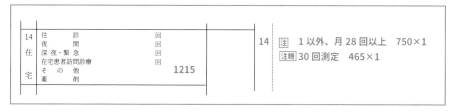

在宅自己注射指導管理料の 注 、血糖自己測定器加算の 注糖 を書きます。そし
て、それぞれの区分と内訳「点数×回数」を摘要欄に記載します。

また、血糖自己測定器加算を算定するときは、摘要欄に血糖自己測定の回数を記
載します。

在宅酸素療法指導管理料

在宅酸素の管理料と加算の算定方法を知ろう

C103 在宅酸素療法指導管理料、C157 酸素ボンベ加算、C158 酸素濃縮装置加算、
C171 在宅酸素療法材料加算

POINT

- ✓ 要件 　**在宅酸素療法の指導管理を行なった。**
- ✓ 要件 　**算定の根拠、指導内容をカルテに記載してある。**
- ✓ 時期/回数 **月1回。**
- ✓ **併算定不可の項目がある。検査料も含まれている。**
- ✓ 加算 　**材料加算できる場合もある。**

1 ― 何の点数か

◆ 回数、点数

在宅酸素療法▶説明1 を行なっている患者に対して、指導管理を行なった場合に月1回、2,400点算定できます。

◆ 注意点

✓ **酸素飽和度を月1回程度測定し、その結果についてレセプト摘要欄に記載**します。この検査料は管理料に含まれているので、別に算定できません。

✓ 慢性心不全のために在宅酸素を行なっている患者の

ちょっと補足

　在宅酸素療法の対象となるのは、高度慢性呼吸不全の患者など、酸素療法が必要な状態の場合です。

　在宅酸素療法指導料には、チアノーゼ型先天性心疾患（520点）もありますが、本書では省略します。

場合は、初回に算定する月に、検査（終夜睡眠ポリグ
ラフィ）の実施日と検査結果をレセプト摘要欄に記載
します。

✓ 酸素投与方法、緊急時連絡方法について、医師から
患者への説明に加え、装置に掲示されていなければ
なりません。

✓ 在宅酸素療法指導管理料を算定している患者では、
J024 酸素吸入、J024-2 突発性難聴に対する酸素
療法、J025 酸素テント、J026 間歇的陽圧吸入法、
J026-3 体外式陰圧人工呼吸器治療、J018 喀痰吸引、
J018-3 干渉低周波去痰器による喀痰排出、J0262 鼻
マスク式補助換気法と、これらを行なったときの酸
素・薬剤・材料の費用は算定できません。

2 ― 材料加算

◆ 酸素ボンベ加算

酸素ボンベを使用した場合に、880 点（携帯用）また
は 3,950 点（携帯用以外）算定できます。3 月に 3 回の
算定です。

携帯用ボンベの 880 点は、通院等に実際に携帯用小
型ボンベを使用した場合に算定できます。携帯用と携帯用以外のどちらも使用した
場合は、880 点と 3,950 点をあわせて算定できます。

◆ 酸素濃縮装置加算

酸素濃縮装置を使用した場合に 4,000 点算定できます。これも 3 月に 3 回に限
ります。

携帯用の酸素ボンベ加算（880 点）とあわせて算定できます。携帯でない酸素ボ
ンベ加算の 3,950 点を算定した場合は酸素濃縮装置加算を算定できません。

説明

在宅酸素療法は、HOT
（home oxygen therapy の
略）とも呼ばれます。（「エ
イチオーティー」ではなく
「ホット」とよみます。）
職場では「HOT」も「在
宅酸素」もよく使われる言
葉なので、同じ意味だと
知っておきましょう。

ちょっと
補足

在宅酸素療法指導管理料
2,400 点を算定している患
者については、遠隔モニタ
リング加算の点数が設定さ
れています。遠隔モニタリ
ング加算は、オンライン指
針に沿った診療の体制・経
験を有する医師および看護
師を配置している施設基準
届出が必要な点数です。本
書では省略します。

◆ 在宅酸素療法材料加算

在宅酸素療法装置を提供した場合に、ひと月あたり100点加算できます。これも3月に3回の算定です。酸素療法装置の回路部品や付属品にかかる費用が含まれます。

ちょっと補足

在宅酸素療法指導管理料の材料加算は、ここで紹介したもの以外にも液化窒素装置加算（設置型で3,970点、携帯型で880点）、呼吸同調式デマンドバルブ加算（291点）があります。それぞれ、点数表のC159とC159-2です。

3 ─ 書きかた

◆ 在宅酸素療養指導料と、酸素ボンベ加算（携帯用以外）・酸素ボンベ加算（携帯用）・在宅酸素療法材料加算を算定する場合

14				
	往　　　　診	回		
	夜　　　　間	回		
在	深夜・緊急	回		
	在宅患者訪問診療	回		
	そ　の　他		7330	
宅	薬　　　剤			

14	酸	（その他）2400×1
		酸素飽和度 96%
	ボ	3950×1
	ボ携	880×1
	酸材	100×1

「14在宅」の「その他」欄または摘要欄に、在宅酸素療養指導料の 酸 、酸素ボンベ加算（携帯用以外）の ボ 、酸素ボンベ加算（携帯用）の ボ携 と、在宅酸素療法材料加算の 酸材 を書きます。点数を記載するスペースに算定点数の合計を書き、摘要欄にその内訳を「点数×回数」の形で書きます。

在宅酸素療法指導料の算定時は酸素飽和度の記載が必要なので、摘要欄に検査結果を記載します。

◆ 在宅酸素療養指導料と、酸素ボンベ加算（携帯用）・酸素濃縮装置加算・在宅酸素療法材料加算を算定する場合

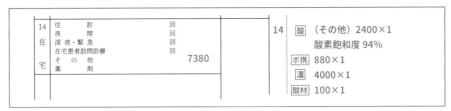

14			
	往　　　　診	回	
	夜　　　　間	回	
在	深夜・緊急	回	
	在宅患者訪問診療	回	
	そ　の　他		7380
宅	薬　　　剤		

14	酸	（その他）2400×1
		酸素飽和度 94%
	ボ携	880×1
	濃	4000×1
	酸材	100×1

この場合も上と同様です。酸素濃縮装置加算の略称は 濃 です。

在宅持続陽圧呼吸療法指導管理料

CPAPの管理料と加算の算定方法を知ろう

C107-2 在宅持続陽圧呼吸療法指導管理料、C165 在宅持続陽圧呼吸療法用治療器加算、
C171-2 在宅持続陽圧呼吸療法材料加算

POINT

- ✓ 要件 **在宅持続陽圧呼吸療法の指導管理を行なった。**
- ✓ 要件 **算定の根拠、指導内容をカルテに記載してある。**
- ✓ 時期/回数 **月1回。**
- ✓ **併算定不可の項目がある。検査料も含まれている。**
- ✓ 加算 **材料加算できる場合もある。**

4

在宅の療養指導管理料を請求する

1 ― 何の点数か

◆ 回数、点数

在宅でCPAP▶説明1 を行なっている患者に対して、指導管理を行なった場合に月1回、250点算定できます。点数の名称は「在宅持続陽圧呼吸療法指導管理料2」といいます。

◆ 注意点

✓ 算定時は**毎回**、以下の内容をレセプト摘要欄に記載します。

ちょっと補足

「在宅持続陽圧呼吸療法指導管理料1」は、重症の慢性心不全の患者、またはCPAP療法では無呼吸症候群が改善せずASV療法を実施している患者が対象です。本書では省略します。

- 初回の指導管理を行なった年月日
- 直近の検査（無呼吸低呼吸指数、睡眠ポリグラフィ）の実施年月日と検査結果
- 算定日の所見（自覚症状など）

✓ CPAP 開始時の要件と、機器設定など患者への指示内容が、カルテに記載されていなければなりません。

✓ 在宅持続陽圧療法指導管理料は、CPAP を 1 〜 2 カ月継続し、その結果、治療継続が可能だと医師が判断した場合だけ、引き続き算定の対象になります。ですから、「引き続き継続可能と判断した」ことが、カルテへ記載されていなければなりません。レセプト摘要欄にも記載が必要です。

2 ― 材料加算

◆ 在宅持続陽圧呼吸療法治療器加算

医療機関が患者に装置を貸し出して、CPAP を使用して治療を行なった場合に 960 点算定できます。3 月に 3 回の算定です。

◆ 在宅持続陽圧呼吸療法材料加算

医療機関から持続陽圧呼吸療法装置を貸出した場合に、ひと月あたり 100 点加算できます。これも 3 月に 3 回の算定です。装置の回路部品や付属品にかかる費用が含まれます。

説明

職場では、CPAP（「シーパップ」と読みます）と言われることが多いです。CPAP は持続陽圧呼吸療法（continuous positive airway pressure）の略です。

CPAP は睡眠時無呼吸症候群または慢性心不全の患者が対象ですが、その病名があれば全員が対象になるわけではありません。それらの患者のうち、CPAP をすることで治療効果が期待できる一定の基準が定められています。「在宅持続陽圧呼吸療法指導管理料 2」の算定の対象になるのも、その基準にあてはまる患者だけです。

ちょっと補足

在宅持続陽圧呼吸療法指導管理料 2 にも、在宅酸素療法指導管理料と同様に、遠隔モニタリング加算の点数が設定されています。本書では省略します。

3 ─ レセプトの書きかた

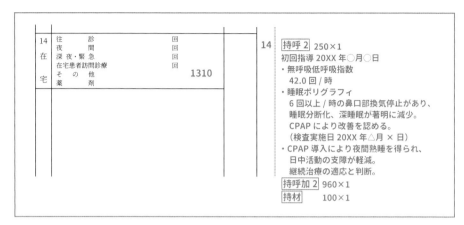

「14 在宅」の「その他」欄に、在宅持続陽圧呼吸療法指導管理料2の 持呼2 を書きます。点数を記載するスペースに算定点数を書き（材料加算も算定するときは合計点数を書きます）、摘要欄にその内訳を「点数×回数」の形で書きます。

摘要欄に、初回指導の年月日、直近1カ月以内の検査（無呼吸低呼吸指数と睡眠ポリグラフィ）、算定日の所見を記載します。

在宅療養指導料

在宅療養指導管理料を算定するときにあわせて確認しよう

> B001 の 13 在宅療養指導料

Lesson3 で学習した「B 医学管理等」のひとつですが、Lesson4 の各項目との関連が深い項目です。

1 ― 何の点数か

C100 ～ C121 の算定対象の患者、またはそれに準じる状態の患者に対して、医師の指導に基づいて看護師などが 30 分以上の個別患者指導を行なった場合に、月 1 回 170 点算定できます。

Lesson4 で学習した管理料を算定したときは、**B001 の 13 在宅療養指導料**の算定対象であることが多いので、看護師などによる指導が行なわれているか、その場合は算定が漏れていないか確認しましょう。

2 ― 注意点

✓ C100 ～ C121 を算定している患者、または人工肛門患者やカテーテル留置中、退院後ひと月以内の慢性心不全患者などの患者が対象です。

✓ 算定できる職種が定められています。医師の指示に基づいて、**看護師または保健師または助産師**によって**患者指導**が行なわれたことが算定の条件です。

✓ 指導にあたった看護師などは、患者ごとに**療養指導記録**を作成し、**指導の要点、指導実施時間**を明記するよう定められています。

✓ 1 回の指導時間が 30 分以内の場合は算定対象にはなりません。

✓ 集団指導も算定対象になりません。

✓ 患者の自宅に訪問して指導した場合も算定対象になりません。

✓ **算定上限が月 1 回**ですが、初回の指導を行なった月だけ月に 2 回算定できます。

✓ 生活習慣病管理料等、他の点数が包括になる点数を算定していると、算定できません。

Lesson 5

薬の点数を請求する

院外処方と院内処方

「投薬」（F）の算定点数のなりたちを知ろう

第 2 章第 5 部　投薬

POINT

> ✓ **院外処方の診療所では、処方箋料だけ算定する。**
>
> ✓ **院内処方の診療所では、処方料＋薬剤料＋調剤料を算定する。**

1 ── 院外処方と院内処方

　みなさんの職場では、薬が出るとき、処方箋を出して薬局に行ってもらいますか？　それとも院内で薬を出しますか？

　処方箋を渡して薬局に薬を受け取りに行ってもらう方式を、**院外処方**といいます。院内で薬を渡す方式は**院内処方**といいます。院外処方か院内処方かで、薬が出るときの診療報酬の構造が異なります。

◆ 院外処方の点数

F400 処方箋料 60 点（32 点、20 点もあり）　＋　加算

　算定するのは処方箋料のみです。特定疾患処方管理加算や一般名処方加算など、加算ができる場合もあります。詳しくは次の Lesson5・02 で説明します。

◆ 院内処方の点数

F100 処方料 42 点（29 点、18 点もあり）
　　＋
F000 調剤料 11 点または 8 点　（＋　F500 調剤技術基本料 14 点）
　　＋
F200 薬剤料

　処方料は、医師がどの薬が適切かを決めることへの診療報酬であり、調剤料は薬を調合することへの診療報酬、薬剤料は薬そのものの料金です。薬剤師が常勤する医療機関なら調剤技術基本料も算定できます。それぞれ、詳しくは Lesson5・03 以降で説明します。

2 ― レセプトの記載場所

　院外処方では、「80 その他」の欄の、処方箋料に記載します。院内処方の場合は「20 投薬料」の欄に記載します。

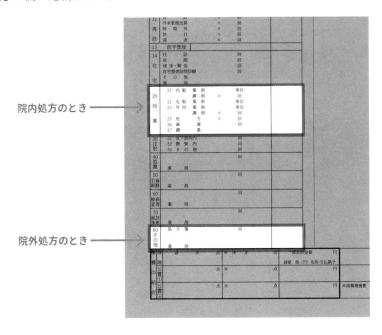

院内処方のとき ⟶

院外処方のとき ⟶

院外処方のレセプト

処方箋料を算定できるようになろう

F400 処方箋料

POINT

- ✓ **処方箋が出たときに算定する。**
- ✓ **特定疾患の患者に処方箋が出たときは、特処の加算ができないか確認する。**
- ✓ **一般名で処方すると加算がある。**

1 — 何の点数か

処方箋を外来患者に交付した場合に算定する点数です。60 点が基本です。

患者への説明　　　　この点数何？　　って聞かれたら

　　医師がお薬の内容を薬局に伝える処方箋を発行したことへの点数です。この処方箋に、今日の○○さんの薬について書いてあります。期限内に薬局にお持ちいただいて、薬を受け取ってください。

　院外処方の場合、薬局には薬剤料・調剤料などを支払い、医療機関では処方箋料を支払ってもらう形になります。有効期限は原則、当日を含めて 4 日です。なお、医療機関が特定の薬局を勧めることは「誘導」といって禁止されています。

処方箋料の区分

　抗不安薬・睡眠薬・抗うつ薬・抗精神病薬の種類が多い場合や、内服薬が7種類以上の場合、不安・不眠症の薬の処方が1年以上の場合は、処方箋料が20点または32点と安くなります。一般の診療所では60点以外を算定することは多くありませんが、薬の数が多いときは思い出してみてください。

処方箋料3 (60点)	通常の処方箋
処方箋料2 (32点)	以下のいずれかにあてはまる（処方箋料1にあてはまる場合は除く） ・1回の処方箋で内服薬が7種類以上（ただし臨時の処方で2週間以内のものは除く） ・不安・不眠の薬を1年以上投薬している
処方箋料1 (20点)	以下のいずれかにあてはまる（ただし臨時の処方のものは除く） ・1回の処方箋で3種類以上の抗不安薬 ・1回の処方箋で3種類以上の睡眠薬 ・1回の処方箋で3種類以上の抗うつ薬 ・1回の処方箋で3種類以上の抗精神病薬 ・1回の処方箋で4種類以上の抗不安薬および睡眠薬

2 ― 加算

◆ 一般名処方加算

　処方箋に、薬の商品名でなく一般名で記載すると、1回につき8点または10点を加算できます。

一般名処方加算1 (10点)	交付した処方箋に含まれる医薬品のうち、後発医薬品▶説明1 がある医薬品が2種類以上あり、そのすべてが一般名処方されている
一般名処方加算2 (8点)	交付した処方箋にある医薬品のうち、ひとつでも一般名処方されている

　すべてを一般名記載に移行するのは難しいとしても、一部を一般名にするだけでも8点の加算が可能です。

説明　1

　新薬は、開発からしばらくは特許で保護され、他社が同じ成分の薬をつくることができません。特許をとった新薬を、先発医薬品といいます。
　先発医薬品の特許期間が過ぎると、同じ成分・効き目の薬を他社がつくっても構わなくなります。そのように、後につくられた同成分の薬のことを後発医薬品といいます。
　後発医薬品はジェネリック医薬品ともいいます。

ちょっと
補足

商品名処方と一般名処方の例

商品名処方	一般名処方
マイスリー錠 10mg	【般】ゾルピデム酒石酸塩錠 10mg
ロキソニン 100mg	【般】ロキソプロフェンナトリウム水和物錠 60mg
フロモックス錠 100mg	【般】セフカペンピボキシル塩酸塩水和物錠 100mg

◆ 特定疾患処方管理加算

　特定疾患処方管理加算は、定められた疾患 ▶説明2 を主病とする患者に、処方期間が 28 日以上の処方箋を交付した場合（リフィル処方箋の合計処方期間が 28 日以上の場合を含む）に加算できます。月 1 回、56 点です。特定疾患処方管理加算を略して特処といいます。

説明　2

　特処の対象疾患は、B000 特定疾患療養管理料の対象疾患と同じです。

◆ 乳幼児加算

　3 歳未満の乳幼児に処方箋を交付した場合は、3 点を加算できます。

ちょっと
補足

　特定疾患を主病にもっている患者の場合、主病に対する薬ではない処方箋でも特処を算定できます。

3 — 注意点

✓ 外来患者にうがい薬のみの処方箋料は算定できません。

✓ 在宅自己注射に使用する薬剤など在宅薬剤のみを院外処方する場合は、処方箋が出ますが、その分の処方箋料は算定できません。

4 ― レセプトの書きかた

◆ 処方箋が月 2 回出た場合

80 その他	処 方 箋	2 回	120			
	薬 剤					

「80 その他」欄の中にある処方箋の項目の横に、処方箋の回数と月の合計点数を記載します。

◆ 特定疾患の患者で処方期間 28 日以上の処方箋が出た場合

80 その他	処 方 箋	1 回	116		80	特処 56 × 1
	薬 剤					

処方箋の回数を上と同様に記載し、摘要欄に略称 特処 と、特処の回数・点数を記載します。

ちょっと
補足

リフィル処方箋

　従来の処方箋は、1 回だけ有効で、反復利用はできません。リフィル処方箋とは、一定期間内であれば、処方箋を反復利用できるものです。ただし上限が 3 回までです。

　リフィルによる処方の対象は、症状が安定していて、薬剤師による服薬管理のもとで処方箋の反復利用が可能と医師が判断した患者のみです。もしリフィルで処方箋が出ることがあっても、診療所であれば、処方箋料などレセプトは通常の場合と変わりありません。

リフィル処方箋の例

処方箋

（この処方箋は、どの保険薬局でも有効です。）

公費負担者番号		保険者番号	
公費負担医療の受給者番号		被保険者証・被保険者手帳の記号・番号	・（枝番）

患者	氏名		保険医療機関の所在地及び名称	
	生年月日	明・大・昭・平・令　年　月　日　男・女	電話番号	
			保険医氏名 ㊞	
	区分	被保険者　被扶養者	都道府県番号　点数表番号　医療機関コード	

	交付年月日	令和　年　月　日	処方箋の使用期間	令和　年　月　日	特に記載のある場合を除き、交付の日を含めて4日以内に保険薬局に提出すること。

処方	変更不可（医療上必要）　患者希望	個々の処方薬について、医療上の必要性があるため、後発医薬品（ジェネリック医薬品）への変更に差し支えがあると判断した場合には、「変更不可」欄に「レ」又は「×」を記載し、「保険医署名」欄に署名又は記名・押印すること。また、患者の希望を踏まえ、先発医薬品を処方した場合には、「患者希望」欄に「レ」又は「×」を記載すること。
		リフィル可　□　（　回）
	保険医署名	「変更不可」欄に「レ」又は「×」を記載した場合は、署名又は記名・押印すること。

← ここに記入

備考	保険薬局が調剤時に残薬を確認した場合の対応（特に指示がある場合は「レ」又は「×」を記載すること。）　□保険医療機関へ疑義照会した上で調剤　□保険医療機関へ情報提供

調剤実施回数（調剤回数に応じて、□に「レ」又は「×」を記載するとともに、調剤日及び次回調剤予定日を記載すること。）
□1回目調剤日（　年　月　日）　□2回目調剤日（　年　月　日）　□3回目調剤日（　年　月　日） 次回調剤予定日（　年　月　日）　次回調剤予定日（　年　月　日）

調剤済年月日	令和　年　月　日	公費負担者番号	
保険薬局の所在地及び名称　保険薬剤師氏名 ㊞		公費負担医療の受給者番号	

備考　1.「処方」欄には、薬名、分量、用法及び用量を記載すること。
　　　2. この用紙は、A列5番を標準とすること。
　　　3. 療養の給付及び公費負担医療に関する費用の請求に関する命令（昭和51年厚生省令第36号）第1条の公費負担医療については、「保険医療機関」とあるのは「公費負担医療の担当医療機関」と、「保険医氏名」とあるのは「公費負担医療の担当医氏名」と読み替えるものとすること。

　処方箋の「処方」の欄にある「リフィル可」にチェックがあり、適用回数の記入があると、その回数だけ処方箋を繰り返し使用できます。

院内処方のレセプト
算定方法の基本を押さえよう

F000 調剤料、F100 処方料、F200 薬剤

Lesson5・01 でも簡単に触れましたが、院内処方の点数は F100 処方料・F000 調剤料・F200 薬剤料の合計です。薬剤師が常勤する医療機関では F500 調剤技術基本料も算定できます。

1 ─ 処方料

基本は 42 点です。処方箋料と同じような考えかたで、睡眠薬などの多剤ないし長期の処方では、点数が下がることがあります。

◆ 外来後発医薬品使用体制加算

施設基準の届出が必要な加算です。後発医薬品をどれくらい使用しているかによって、5 点・7 点・8 点のいずれかの点数です。いったん届け出れば毎月同じ点数ですので、自院は何点加算かをいちど覚えるだけで構いません。

2 ─ 調剤料

調剤料は、処方される薬の服用方法 ▶説明1 によって、点数が異なります。

内服薬、頓服薬	1回の処方で 11 点
外用薬	1回の処方 8 点

◆ 注意点
✓ 1回の処方で 11 点または 8 点の算定

説明 1

内服薬は、飲み薬のうち「1 日何回」のように定期的に飲む薬です。同じ飲み薬でも頓服薬は臨時に使う薬で、「発熱時」「疼痛時」などの指示があるものです。外用薬は、塗り薬や目薬など、皮膚や粘膜に向けて使う薬のことです。

間違えやすいのがトローチです。飲み薬のようですが、口内の粘膜に対して作用する薬なので、外用薬に分類されます。

です。何日分の処方であっても点数は同じです。

3 — 薬剤料

薬剤料は、服用方法によって、記載する場所や価格の単位が違います。算定は、処方された薬の「1単位分の点数」×「処方された量」で考えていきます。

服用方法	レセプト記載箇所	単位
内服薬	21	1剤1日分
頓服薬	22	1回分
外用薬	23	1調剤分

薬剤料も、診療報酬と同様に値段（点数）が全国一律で決まっています。この、薬の値段のことを「薬価」といいます。薬の点数は「薬価基準」に収載されています。

レセプトの単位は「点」（10円）ですが、薬価基準に記されている単位は「円」です。ですから、レセプトに記載するときに薬価を点数に換算しなければなりません。

◆ 服用方法の見分けかた

まずは、カルテに書かれている処方内容から、服用のしかたがわかることが第一ステップです。

以下がとくによく使われる書きかたです。

これが書かれていたら内服薬	・〜日分（「〜T」「〜TD」と書かれることもあります） ・分3、分2など（一日分を何回に分けるという意味）	・〜T／〜tab（「〜錠」のこと） ・〜C／〜cap（「〜カプセル」のこと）
これが書かれていたら頓服薬	・疼痛時／発熱時／発作時／など ・〜回分（「〜P」「〜包」と書かれることもあります）	
これが書かれていたら外用薬	軟膏／クリーム／ゲル／ローション／スプレー／外用液／シップ／パップ／テープ／パッチ／点眼／点鼻／点耳／坐剤／サポ／吸入／トローチ	
その他、薬が出るときの略語	・Rp. …… 「処方」の意味の略語。 ・Do …… 「前回と同じ処方」の意味。	

◆ 薬の形状の見分けかた

次に、カルテを見てその薬がどんな形状かわかることが第二ステップです。
処方された薬の形状がわかれば、薬価を調べることができます。

	薬の形状：商品名	カルテに書かれる単位
内服	錠剤：〜錠	T ／ tab ／個
	カプセル剤：〜カプセル	C ／ cap ／カプセル／個
	粉薬、顆粒：〜散、〜顆粒	mg
	シロップ、液剤：〜シロップ、〜液	mL ／ cc
外用	ぬり薬：〜軟膏、〜クリーム、〜ローション、〜外用液	〜本／〜 g
	貼り薬：〜シップ、〜パップ、〜テープ、〜パッチ	〜枚／〜日分
	座薬：〜坐剤、〜サポ	〜個／〜ヶ
	目薬：〜点眼液、〜眼軟膏	〜瓶／〜本／〜 mL
	鼻薬：〜点鼻液、点鼻パウダー、点鼻スプレー	〜瓶／〜本／〜 mL
	トローチ	〜日分／〜ヶ
	うがい薬：〜含嗽	〜瓶／〜本／〜 mL
	吸入薬	〜瓶／〜本／〜 mL

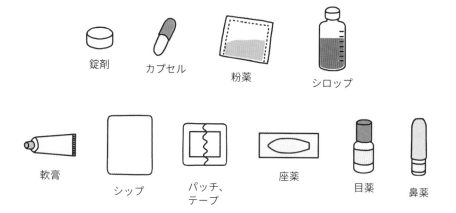

錠剤　カプセル　粉薬　シロップ

軟膏　シップ　パッチ、テープ　座薬　目薬　鼻薬

剤型と量も確認しましょう

　同じメーカーの同じ薬でも、剤型と規格（有効成分の量）によって薬価が違います。たとえばボルタレンでは下のような違いがあるので、レセコンで薬の名前だけ検索してしまい、違う剤型の間違った点数を入力してしまうことがよくあります。薬の名前だけでなく、剤型と量も確認して薬価を探しましょう。

商品名	薬価
ボルタレンサポ１２．５ｍｇ	21.50
ボルタレンサポ２５ｍｇ	25.50
ボルタレンサポ５０ｍｇ	29.00
ボルタレンゲル１％	3.80
ボルタレンローション１％	3.80
ボルタレンテープ１５ｍｇ	12.30
ボルタレンテープ３０ｍｇ	17.10
ボルタレン錠２５ｍｇ	7.90
ボルタレンＳＲカプセル３７．５ｍｇ	8.80

4 ── 調剤技術基本料

　薬剤師が常勤している医療機関なら、調剤が行なわれた月に１回算定できます。外来の場合は 14 点です。B008 薬剤管理指導料または C008 在宅患者訪問薬剤指導料を算定した月は算定できません。

薬剤料の計算

院内処方レセプトの薬剤料の点数も読んでみよう

F200 薬剤

　Lesson5・03に引き続き、院内処方のレセプトですが、前項より少しレベルアップした内容のLessonです。電子レセプトだと自動に計算されるため、計算方法を知らなくてもレセプト作成は可能ですので、はじめからマスターしようとあせらなくても大丈夫です。そのうえで、どうやって計算されるかを知っていると、返戻・減点時に理由を推測できるなど応用がきくようになりますので、慣れてきたらチャレンジしてみてください。

1 ― 内服薬の計算

◆ 手順

　①**1日分**の量をカルテから読み取る

　②1日分の薬価を調べる

　③1日分の薬価を点数にする▶説明1

　④レセプトの21に、「薬の名称、1日の用量」と「1日分の点数」×「処方日数」の形で記載する

> **説明**
>
> p.138でも触れたように、レセプトの単位（点）と、薬価基準の単位（円）が違うため、薬価を点数に換算する必要があります。

◆ カルテ記載を読み取って計算する

　Rp.　フロモックス 100 × 3T、分3　7日分

　①「分3」は「1日分を3回に分ける」の意味なので、1日量は3T（3錠）だとわかります。

　②フロモックスの薬価を調べ、1日量（3錠分）の値段を計算します。

　「薬価基準」でフロモックスを探すと、右のように、いくつかありました。カル

商品名	薬価（円）
フロモックス小児用細粒１００ｍｇ	110.60
フロモックス錠７５ｍｇ	36.30
フロモックス錠１００ｍｇ	41.10

テに「T」「100」と書かれているので、錠 100mg のことで、薬価は 1 錠 41.10 円とわかります。3 錠だと 123.30 円と計算します。

③次に、薬価を点数に置き換えます。右のように換算します。この場合は 123.30 円なので 12 点です。これで 1 日分の点数が 12 点とわかりました。

④カルテから処方日数は 7 日です。レセプトの「21 内服」欄に、「点数×日数」を記載し、摘要欄に処方の内容を 1 日あたりの形で補足します。

薬価	点数
〜 15.00 円	1 点
15.01 〜 25.00 円	2 点
25.01 〜 35.00 円	3 点
35.01 〜 45.00 円	4 点
45.01 〜 55.00 円	5 点
55.01 〜 65.00 円	6 点
⋮	⋮

一の位 5 円を境に、1 点ずつ増えます。計算式では、「合計薬価÷ 10」の小数点以下を五捨五超入した値になります。

摘要欄
21　フロモックス錠 100mg × 3 錠　　12 × 7

◆ カルテ記載を読み取って計算する（複数の内服薬、服用のタイミングが同じ）

```
Rp.　メジコン 3T
Rp.　ＰＬ、3g　　　　　　分 3、　5 日分
Rp.　フロモックス 100　　3T
```

①「分 3」は「1 日分を 3 回に分ける」の意味なので、メジコン 3 錠　＋　ＰＬ 3g　＋　フロモックス 100 が 3 錠　＝　1 日量だとわかります。

②処方された三種の薬剤の薬価を調べ、1 日の分量の値段を計算します。「薬価基準」でメジコン錠は錠あたり 5.70 円、ＰＬ配合顆粒はグラム 6.50 円、フロモックス 100mg 錠は錠あたり 41.10 円でした。1 日分では、メジコンが 3 錠で 17.10 円、ＰＬが 3g で 19.50 円、フロモックス 100 錠は 123.30 円なので、合計で 159.90 円になりました。

③ 159.90 円を点数に置き換えます。15.99 の五捨五超入で 16 点です。これで、1 日分の点数が 16 点とわか

ちょっと補足

複数の内服薬の場合、すべて同じタイミングでの服用ならこのようにまとめて計算します。

複数の内服薬で飲むタイミングが違う場合は（たとえば「分 3」の薬と「分 4」の薬が出たとき）、飲むタイミングが同一の薬だけをまとめて 1 単位として考えます。

りました。

④カルテから処方日数は 5 日です。レセプトの「21 内服」欄または摘要欄に、「1 日の点数×日数」と、処方内容を 1 日分で記載します。

```
摘要欄      21   メジコン錠 15mg × 3
                P L 配合顆粒× 3g
                フロモックス錠 100mg × 3        16 × 5
```

2 ― 頓服薬の計算

◆ 手順
① 1 回分の量をカルテから読み取る
② 1 回分の薬価を調べる
③ 1 回分の薬価を点数にする
④レセプトの 22 に「1 回分の点数」×「回数」の形で記載する

◆ カルテ記載を読み取って計算する

Rp.　ロキソニン 1T　発熱時、3 回分

①「発熱時」と書いてあるように臨時の使用ですし、回数で処方されているので、頓服だとわかります。内服は 1 日分でしたが、頓服の場合は 1 回分の量がどれかを読み取ります。

医師は、内服薬はカルテに基本的に 1 日分の量を書きますが、頓服薬は 1 回量で指示します。この場合は 1T（1 錠）が 1 回分だとわかります。

②ロキソニンの薬価を調べると、錠あたりの値段が 10.10 円でした。

③次に、薬価を点数に置き換えます。10.1 ÷ 10 が 1.01、小数点以下を五捨五超入で 1 点です。これで、1 回分の点数が 1 点とわかりました。

④カルテから処方日数は 3 回分です。レセプトの「22 頓服」ないし摘要欄に、「1 回の点数×回数」処方内容を 1 回分の量で記載します。

摘要欄　　22　ロキソニン1錠　　1×3

3 ── 外用薬の計算

外用薬の場合は、1回の調剤での量すべてで考えます。処方日数・回数は、外用薬の計算には関係ありません。

処方量はカルテに書かれていますので、外用薬であることが読み取れるかどうかがポイントです。

◆ 手順

① 1回の調剤分の量を確認する

② 1調剤分の薬価を調べる

③ 1調剤分の薬価を点数にする

④レセプトの23に「1調剤分の点数」×「処方回数」の形で記載する

◆ カルテ記載を読み取って計算する

> Rp.　SPトローチ　4T×5日

①トローチは外用薬ですから、1回の調剤での合計量を確認します。カルテから、20錠だとわかります。

② SPトローチ錠分の値段を調べると錠あたり5.70円でした。20錠分を計算して114.00円になりました。

③次に、薬価を点数に置き換えます。114÷10で11.4、小数点以下五捨五超入で11点です。

④「23 外用」ないし摘要欄に、点数、および内訳を「総量×1」の形で記載します。そして外用薬の場合、摘要欄に回数と用法(使用部位)も記載します。

摘要欄　　23　SPトローチ25mg「明治」20錠　　11×1
　　　　　　　4回/日、口内で溶解

外用薬の用法・部位の記載

　外用薬を処方する場合、使用方法について具体的にカルテ記載するよう定められています。レセプトでも、1日の使用回数、使用のタイミング、使用部位を記載していなければ、多くの保険者で査定の対象となります。

湿布の例

　湿布であれば、「1日1回、就寝前、腰部貼付」のように記載します。また、湿布の場合はレセプトに日数も必要です。

　カルテ

Rp. モーラステープ（20）× 21 枚　1 回 / 日（就寝前）、腰部貼付

　　↓
　レセプト

22　モーラステープ 20mg × 21 枚　　　　　　44 × 1
　　　1 日 1 回就寝前、腰部に貼付、21 日分

　モーラステープ 20mg 1 枚の薬価は 19.30 円なので、21 枚分で 405.30 円、点数に換算して 40 点になります。
　なお湿布薬は、1 回の処方で 63 枚を超えると、その枚数が必要と判断した理由をレセプト摘要欄に記載しなければなりません。

湿布以外の外用薬の例

　塗り薬やローション、目薬など、湿布以外の外用薬でも、部位と「1 日何回」の表記が必要です。
　「患部に塗布」「医師の指示どおり」のような、誰の場合でも同じ文言で通じるような記載では不可です。「右腕に 1 日 2 回塗布」のように、その患者ごとに具体的に、部位と回数を明記しなければなりません。
　なお、湿布では「何日分」と記載が必要ですが、「1 本」「1 瓶」で処方される外用薬は、何日分かを記載する必要はありません。

Lesson **6**

注射の点数を知る

注射のレセプト

「注射」（G）の算定点数のなりたちを知ろう

第2章第6部　注射

POINT

> ✓ **注射料は、手技料＋薬剤料。**
>
> ✓ **カルテから注射の種類を読み取る。**
>
> ✓ **注射に使った薬剤の量からも注射の種類がわかる。**

1 ─ 「注射」（G）の点数

　注射を実施したことに対して算定できる点数は、手技料（注射実施料）・薬剤料の合計です。

ちょっと
補足

　留置針や中心静脈カテーテルを使った場合は材料代も算定できますが、本書では省略します。

◆ 注射の点数

```
G000 〜 G018 手技料（注射実施料）
      ＋
G100 薬剤料 　（＋　G200 材料料）
```

　手技料は、注射の種類によって、レセプト記載場所や点数が異なります。まずは注射の種類を見分けることが第一歩です。

2 ─ 注射の種類

　点数表には多数の注射が掲載されていますが、一般の診療所では次の四つの見分

けがつけば大丈夫です。

注射	レセプト記載箇所	算定項目
皮下注射（皮下注）	31	G000 皮内、皮下及び筋肉内注射
筋肉内注射（筋注）		
静脈内注射（静注）	32	G001 静脈内注射
点滴注射（点滴）	33	G004 点滴注射

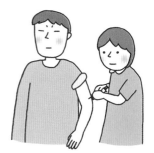

皮下注射（皮下注と略します）

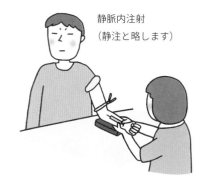

静脈内注射
（静注と略します）

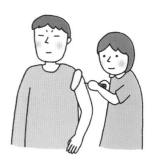

筋肉内注射（筋注と略します）

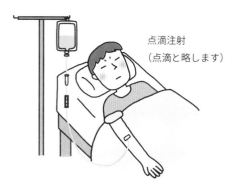

点滴注射
（点滴と略します）

3 ── カルテから読み取る

◆ よく使われる略語

以下の言葉は、カルテで広く使われる書きかたです。

これが書かれていたら静注	• iv ……静脈注射（intravenous injection） • ワンショット、ショット • ボーラス
これが書かれていたら皮下注	• sc ……皮下注射（subcutaneous injection）
これが書かれていたら筋注	• im ……筋肉注射（intramuscular injection）
これが書かれていたら点滴	• div ……静脈内点滴（intravenous drip） • ivd • 持続静注
その他、注射実施時の略語	• inj ……注射 • 1A …… A はアンプル。注射薬の容器の単位。「管」と書かれることもあります。 • 1V …… V はバイアル。注射薬の容器の単位。「瓶」と書かれることもあります。 • 1U ……U はユニット。1U で「1 単位」のことです。 • G、glu ……ブドウ糖（glucose）。 • 生食 ……生理食塩水。 • Do ……「前回と同じ」の意味。

◆ 注射の種類が書かれていない場合

　注射する薬の量から注射の種類を判別することもできます。量は必ずカルテに書かれていますので、万一どの注射かの記載が漏れていても、量から推察することが可能です。

注射	薬の量
皮内・皮下・筋肉内	1 〜 5mL
静注	5 〜 20mL
筋肉内	多量

4 ― レセプト作成の手順

注射の点数はここに書きます。

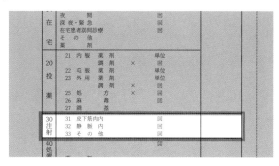

　注射が実施された（30番台のオーダーが出た）ときのレセプトは、以下の順で考えましょう。

　①31・32・33のどれなのかを判断する

　　→これで手技料がわかります。

　②注入するもの（薬は何か、量はいくらか）を確認し、薬剤料を計算する

　　→薬の確認方法、計算のしかたはLesson5・04の薬剤料と同様です。

　③薬剤料と手技料を合計する

◆ レセプト記載

✓ 摘要欄に、薬剤名と、薬剤料（薬価から点数換算したもの）×回数を記載します。

✓ 31・32・33の該当する欄に回数を記載し、点数欄に、手技料＋薬剤料の合計点数を書きます。

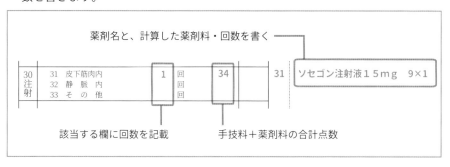

手技料の点数

手技料の点数は以下のとおりです。

	注射	点数（6歳以上）	6歳未満	算定基準
31	皮下注射	25 点	25 点	1 回につき
	筋肉内注射			
32	静脈内注射	37 点	89 点 ※1	1 回につき
33	点滴注射	53 点（500mL 未満）／ 102 点（500mL 以上）	101 点（100mL 未満）※2 ／ 153 点（100mL 以上）※2	1 日につき

※1　6歳未満の場合、静脈内注射の所定点数に 52 点の加算がつきます。

※2　6歳未満の場合、点滴注射に 48 点の加算がつきます。さらに、100mL 以上の場合は所定点数が 105 点の設定です。

注射の併施

静注と点滴はなぜまとめてカウントするのか？

　同じ日に複数の注射を実施したとき、手技料を1回分しか算定できない場合もあり、複数回分を算定できる場合もあります。

	皮下・筋肉内	静脈内	点滴
皮下・筋肉内（1回につき）	○	○	○
静脈内（1回につき）	○	△	×
点滴（1日につき）	○	×	×

○＝併算定可、×＝併算定不可
△＝状況による
（通常、静注薬が複数あっても1回穿刺すれば針を次の薬にも使って投与できるため、同日に静脈内注射の手技料を2回分算定することはありません。しかし、静脈内注射は「1回につき」の点数ですから、複数回穿刺する理由がある、たとえば午前に静注後、緊急で午後に追加で静注薬投与が必要になった場合など、必要性が認められれば算定できる可能性はあります。）

　なぜこうなるのでしょうか。「注射料」が何と何で構成されているかがそのヒントです。少しおさらいしましょう。

1 ── 注射の点数のおさらい

手技料　＋　薬剤料　＝　注射料

　上のように、注射料は、手技料＋薬剤料の合計でしたね。それぞれについて考えてみましょう。
　薬剤料は、説明がなくても想像しやすいと思います。使用した薬の値段ですね。さて、手技料とは何でしょうか。手技料とは、医師や看護師が注射針を刺した、そ

の行為に対する点数だと考えてください。「薬剤を注入する」手技ではなく、「刺す」手技と考えるのがポイントです。

　ここで、それぞれの注射方法が関係してきます。皮下注・筋注・静注は、どれも文字のとおりで、針の先がどこにあるかを示しています。以下は、厳密に理解する必要はありません。何となくイメージをつかんでください。

ちょっと
補足

注射方法によって、薬が全身にいきわたる時間が違うため、速く効かせたいときは静注、ゆっくり吸収させたいときは皮下注が選ばれます。
　効かせたい時間以外にも、皮下投与すると痛みが出る薬は筋肉注射するなど、薬の性質から注射方法が決まることもあります。

2 — 針の先がある場所

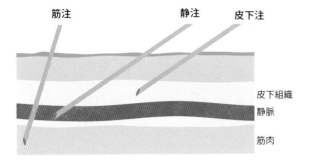

筋注　　　　静注　皮下注

皮下組織
静脈
筋肉

　皮下注は皮下組織に針の先があります。皮下組織にあるごく細い血管（毛細血管）から、薬が体内に吸収されます。

　筋注は、筋肉内に針の先があります。薬は、筋肉内にある比較的太い血管から吸収されます。

　静注は静脈内に針の先があります。静脈は、そのまま心臓に向かって巡っている血管ですから、薬はすぐに全身に回ります。

　そして、点滴注射は正確には点滴静脈注射のことで、針の先が静脈内にあります。

3 ― 針を刺す回数を考えてみる

　点滴は、時間をかけて薬を入れますが、針がある場所は静注と同じなのです。ということは、点滴と静注をする必要がある場合、点滴用と静注用に針を別々に刺さなくてもよさそうですね。実際そのような場合には、点滴の針が刺さっている間に、点滴ルートの側管から静注の薬を入れます（別々に刺す場合もありますが、投与方法と算定回数の関係をイメージするための、おおざっぱな説明だと思ってください）。

　このように、静注と点滴があるとき刺すのは1回ですむことが通常なのに、2回の手技料を請求するのはおかしいですよね。

　そして、点滴＋皮下注や、点滴＋筋注の場合は、針の先を入れたい場所が違います。投与方法ごとに針を刺す必要がありますから、それぞれの技術料を算定するのです。

薬剤料の計算
薬剤料の点数も読んでみよう

G100 薬剤

1 — 注射薬の容器

注射薬が入っている容器には、大きく分けてアンプルとバイアルがあります。

◆ アンプル

アンプルとは、ガラスまたはプラスチックの単一の材質で作られた容器です。

◆ バイアル

バイアルとは、ガラス容器にゴム栓がついている容器です。

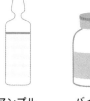

アンプル　　　バイアル

2 — 計算方法

注射での薬剤料も、計算方法は Lesson5・04「薬剤料の計算」と同様です。

◆ 手順

①投与経路がどれか（算定基準が1回単位か、1日単位か）を確認する。

②1単位ごとに、使用薬剤の量を確認する。

③「薬価基準」で薬価を調べ、1単位での量でいくらになるか計算する。

④1単位分の薬価を点数に換算する。 ▶説明1

⑤レセプトに記載する。

> **説明**
>
> 薬価から点数への換算は、内服薬や外用薬と同様、「合計薬価÷10」の小数点以下を五捨五超入です。

146

一部使用のときの計算

　アンプル容器の注射薬は、もし中味が余っても、残量を保存して使用することができません。全量使用していなくても、1アンプル分の薬剤料を請求します。

　バイアル容器は、使わなかった分を保存してまた使用することができますので、使用した量だけの薬剤料で請求します。

Lesson

7

検査や処置の点数を知る

検査の点数

レセプトの中味を理解するポイントを知ろう

第2章第3部　検査、第4部　画像診断

POINT

> ✓ **「検査」（D）で算定する検査には、検体検査と生体検査が
> ある。**
>
> ✓ **X線、CT、MRI の検査は「画像診断」（E）で算定する。**
>
> ✓ **腫瘍マーカー検査と薬剤血中濃度測定は、「医学管理等」
> （B）との関連に注意が必要。**

1 ── 電子レセプトでの検査の算定

　点数表を見ると、検査の章はたくさん項目があって難しそうですが、現実の仕事では、それぞれの項目や点数を覚えることはそれほど重要ではありません。検査をするとき、多くの場合、あらかじめセット化している検査項目から医師が適切なセットを選択してオーダーする方式になっており、電カルでは診療報酬算定は検査オーダーに連動して自動的に処理されます。紙カルテの場合は、レセコンに設定されたセットで入力するだけです。事務スタッフが入力する内容はあまりありません。

　ですから、大事なことは、電子レセプトで上がってきた点数の中味を理解できることです。これがわかっていれば、返戻時の対応もス

ちょっと
補足

　点数表の「D検査」「E
画像診断」に載っていな
い検査で、簡単なもの
の費用は、基本診療料
（Lesson2・01を参照）に
含まれていますので、算定
しません。たとえば血圧測
定などが該当します。

ムーズです。

　それでは、検査の点数がどんな要素で組み立てられているのか、具体的にみていきましょう。

2 ── 検査の種類

　検査を実施したときの診療報酬は、点数表では、大きく検体検査料（Dの「検査」）と生体検査料（Dの「検査」）、画像診断料（Eの「画像診断料」）に分かれています。

　これらは、検査を外注委託する場合も基本的には算定できますが、外注のときは算定できない点数も一部あります。

ちょっと補足

　Lesson7・02でも説明しますが、尿一般（D000）と尿沈渣（D002、D002-2）などの実施料は、院内で検査した場合だけが対象で、外部の業者に委託した分は算定できません。

◆ 検体検査料

　検体検査とは、患者から採取した血液や尿、便、細胞などを調べる検査のことです。尿検査や血液検査が代表です。

　検体検査の点数は、**実施料と判断料の合計**です。採血など、医療者が検体を採取したときには、それらに**採取料**も加わります。

ちょっと補足

　検査に必要な薬や医療材料を使うときは、薬剤料または材料料を算定することがありますが、多くありませんので本書では省略します。

実施料　……　検査料ともいいます。点数表での正式名
　　　　　　　称は「検体検査実施料」です
　＋
判断料　……　点数表では「検体検査判断料」
　＋
採取料　……　点数表では「診断穿刺・検体採取料」。医
　　　　　　　療者が採取したときだけです

◆ **生体検査料**

　生体検査とは、おもに、体に検査機器を接触させて測定する検査のことです。心電図や超音波検査が代表です。

　生体検査を実施したときの点数は、**実施料のみ**の場合と、**実施料と判断料の合計**の場合があります。

生体検査でも、カテーテルなど材料料を算定するもの、麻酔・鎮痙薬など薬剤料を算定する検査もあります。いずれも専門的な検査ですので、本書では省略します。

実施料	……	点数表では「生体検査料」
+		
判断料	……	検査の種類によっては算定しないものがあります

◆ **画像診断**

　X線やCT、MRIのように、体内の写真を撮影する検査のときは、画像診断料を算定します。

3 ― 管理料との関連で注意が必要な検査

　D009 腫瘍マーカー検査と**血中濃度測定**は、同じ検査でも、患者の状況や検査の内容によって算定のしかたが異なります。

　腫瘍マーカー検査は、D検査料（60）で算定する場合とB管理料（13）で算定する場合があります。具体的にはLesson7・04で説明します。

検体検査料

手技料と外来迅速の算定をチェックできるようになろう

> D 第1節第1款 検体検査実施料、D026 検体検査判断料、D 4 節 診断穿刺・献体採取料
> D 第1節第1款 通則 3 外来迅速検体検査加算

POINT

- ✓ **同じ区分の実施料＋判断料のセットで算定する。**
- ✓ **判断料は区分あたり月 1 回だけ。**
- ✓ **採取料をとれる場合は算定を忘れない。**
- ✓ **外来迅速加算をとれる場合は算定を忘れない。**

検体検査料は、実施料＋判断料＋採取料でしたね。実施料は、検査を実施したことに対する点数です。判断料は、検査の結果を分析したことに対する点数です。

1 ── 実施料と判断料

検体検査の実施料と判断料はそれぞれ区分されていて、同じ区分の実施料と判断料の組み合わせで算定します。

尿検査をしたときの例

尿沈渣（鏡検法）27 点	＋	尿・糞便等検査判断料 34 点
↑		↑
実施料		判断料

✓ 電子レセプトでは、実施料と判断料をあわせて自動的に算定されます。

✓ 同じ区分の検査を複数回実施しても、判断料は月 1 回だけしか算定できません。

7

検査や処置の点数を知る

検体検査の区分

ちょっと
補足

実施料	レセプトでの略称	判断料（すべて D026）
D000 ～ D004-2 尿・糞便等検査	尿	尿・糞便等検査判断料
D005 ～ D006-13 血液学的検査	血	血液学的検査判断料
D007 生化学的検査（Ⅰ）	生Ⅰ	生化学的検査（Ⅰ）判断料
D008 ～ D0010 生化学的検査（Ⅱ）	生Ⅱ	生化学的検査（Ⅱ）判断料
D011 ～ D016 免疫学的検査	免	免疫学的検査判断料
D017 ～ D023-2 微生物学的検査	微	微生物学的検査判断料

　診療所で算定することが多いのは尿検査と血液検査、便検査（いわゆる検便）でしょう。
　尿検査と検便はどちらも「尿」の区分です。血液検査は「血」「生Ⅰ」「生Ⅱ」「免」「微」の区分にまたがっています。

ちょっと
補足

おもな検体検査実施料

D000 尿中一般物質定性半定量検査（尿一般）26 点

　標準的なセットに入っている尿検査はほぼ、この D000「尿一般」です。院内で実施した場合に算定します。検査を外部へ委託する場合は算定できません。「尿一般」の測定対象は 13 項目あります。13 項目に含まれるものは 1 回の検尿でいくつ測定しても、算定できるのは 26 点だけです。また、「尿一般」で算定できるのは実施料だけで、判断料は算定できません。

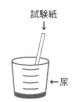

試験紙
↓

←尿

D002 尿沈渣（鏡検法）27 点

　膀胱炎疑いの場合などに実施される検査です。これも院内の検査時だけ算定できる点数です。

D003 糞便検査　5 糞便中ヘモグロビン定性 37 点

　便潜血の有無をみる検査です。「便ヘモ定性」と呼ばれることもあります。「糞便中ヘモグロビン」という名前がつく検査算定項目はこれ以外にもありますが、最もよく実施されるのが「便ヘモ定性」です。

2 ── 検体採取料

医師や看護師が検体を採取した場合は、**診断穿刺・検体採取料**を算定します。略して**採取料**と呼ばれます。たとえば、採血や、鼻腔・咽頭ぬぐい液の採取で算定します。

採血検査のときは、採取料もレセプトに上がっているかを必ず確認しましょう。静脈採血は D400 の 40 点です（6 歳未満は 75 点）。電子レセプトでは「**B-V**」と表記されます。

3 ── 外来迅速検体検査加算

略して「外来迅速」と呼ばれます。レセプトには 外迅検 と記載されます。

対象の検体検査▶説明1 の実施当日のうちに、検査結果について患者に説明し、文書での情報提供と検査結果に基づいた診療を行なった場合、検査ごとに 10 点ずつ加算できます。ただし、同一日に 5 項目（50 点）が上限です。

また、当日に行なった外来迅速対象検査は、その日のうちに一部でも結果が出なければ、結果が出た検査分も外来迅速は算定できません。

4 ── レセプトを読むポイント

✓ **同じ区分の検査の判断料**は、実施した種類・回数にかかわらず**月 1 回だけ**です。たとえば、月に尿検査を 1 種類と便検査を 1 種類行なった場合、実施料は

ちょっと補足

採取料は、医師や看護師が患者の体内から検体を採取した技術に対する点数です。ですから、検体検査であっても、患者が自分で採取する検体（尿、便、痰など）の検査では算定できません。

ちょっと補足

B-C は末梢採血（指先や耳たぶから血液を採取する）のことで、B-A は動脈採血のことです。ほとんどが静脈からの採血なので、カルテに「末梢」「動脈血」などと書かれていなければ B-V で算定します。

説明1

外来迅速検体検査加算を算定できる検査は、尿一般や尿沈渣、便ヘモ、末梢血一般など、一般診療所でよく行なわれる検査が該当します。

外来迅速の対象検査は、「特掲診療料の施設基準等」の「別表第九の二　検体検査実施料に規定する検体検査」に挙げられています。

検査ごとに算定し、判断料は 1 回分を算定します。

✓ 尿一般（D000）や末梢血液一般検査（D005 の 5）は、同時に何項目測定しても算定は 1 回分です。

✓ **尿一般（D000）と尿沈渣（D002、D002-2）** などの実施料は、院内で検査した場合だけが対象で、**外部委託分は算定できません。**

✓ 尿一般（D000）には判断料が含まれています。ですから、**尿一般では実施料だけ**を算定し、判断料は算定しません。

✓ 算定する検査にはすべて、適応傷病名が必要です。確定でない場合はその検査を実施する理由を、疑い傷病名として記載します。

✓ 疑い傷病名は、結果が判明した時点で速やかに整理しましょう。検査によって疑いが消えたら、「中止」の転帰をつけます。反対に、病名が確定したら、確定病名とします。

ちょっと
補足

レセプト記載例

　検査キットを使った新型コロナ・インフルエンザの同時検査を行なった場合は、このようなレセプトになります。

　病名には「COVID-19 の疑い」「インフルエンザの疑い」の二つが必要です。

60 検病 査理	検査・病理	1 回	589	60	SARS-CoV-2・インフルエンザウイルス抗原同時検出（定性） 　　検査が必要と判断した医学的根拠；発熱あり 　　　　　　　　　　　　　　　　　　　420×1 鼻腔・咽頭拭い液採取　　　　　　　　　25×1 免疫学的検査判断料　　　　　　　　　144×1
	薬　　剤				

生体検査料
生体検査の算定法の決まりごとを知ろう

D 第 3 節 生体検査料

POINT

- ✓ 生体検査は、「実施料＋判断料」を算定するものと、「実施料」のみを算定する検査がある。
- ✓ 心電図検査や超音波検査は、ひと月に 2 回以上実施した場合、2 回目以降を 90%の点数で算定する。

7

検査や処置の点数を知る

1 ─ 判断料を算定する生体検査

　生体検査の点数は、**実施料＋判断料**で、**検査によっては実施料のみ**の算定でしたね。以下が、判断料を算定する検査です。生体検査の判断料も、検体検査と同様に、同一区分で月 1 回の算定です。

実施料	判断料
D200 ～ D204　呼吸循環機能検査等	D205 呼吸機能検査等判断料
D235 ～ D237-3　脳波検査等	D238 脳波検査判断料
D239 ～ D240　神経・筋検査	D241 神経・筋検査判断料
D292 ～ D293　ラジオアイソトープを用いた諸検査	D294 ラジオアイソトープ検査判断料

これ以外の生体検査は実施料だけを算定します。

ちょっと補足

　心臓カテーテル検査など、医療材料（カテーテルなど）や検査のための薬剤（造影剤や麻酔など）を使うときは、材料や薬剤も算定できますが、ここでは省略します。

2 ― 同じ月に複数回の検査をした場合

　以下の生体検査は、ひと月で 2 回以上行なった場合、2 回目以降を所定点数の 90%の額で算定します。

◆ 2 回目以降は 90%で算定する検査

> - 呼吸循環機能検査等のうち D206 ～ D214-2
> - D215、D216　超音波検査
> - D295 ～ D323、D325　内視鏡検査

　一般的な診療所でもよく行なわれる検査では、心電図検査、超音波検査（「エコー」と言われることも多いです）が対象です。

3 ― おもな生体検査料

◆ D208　心電図検査 1（四肢単極誘導及び胸部誘導を含む最低 12 誘導）　130 点
　「心電図」という名前がつく算定項目も多数ありますが、標準的で最もよく算定するのがこの 130 点です。同じ月の 2 回目以降は 90%の額で算定します。

◆ D210 ホルター型心電図検査 2（8 時間を超えた場合）　1,750 点
　これも心電図のなかでよく算定される項目です。これも、同じ月の 2 回目以降は 90%の額で算定します。

◆ D215 超音波検査 2（断層撮影法　ロ　その他の場合　胸腹部）　530 点
◆ D215 超音波検査 2（断層撮影法　ロ　その他の場合　下肢血管）　450 点
◆ D215 超音波検査 2（断層撮影法　ロ　その他の場合　その他）　350 点
◆ D215 超音波検査 3（心臓超音波検査　経胸壁心エコー法）　880 点
　いわゆる「腹部エコー」と「心エコー」です。とても大がかりな設備が必要な CT や MRI などの検査と違い、比較的手軽に行なえるので、診療所で行なわれることも多い検査です。

エコーの算定時は、画像をカルテに添付、所見をカルテまたはレポートに記録することが求められます。530点「胸腹部」、350点「その他」で算定する際は、摘要欄に検査対象の臓器または領域を記載します。電子レセプトシステムなら、プルダウンやチェックボックス等があるはずですので、そこから選択します。

◆ D215 超音波検査2（断層撮影法　イ　訪問診療時に行なった場合）　400点

訪問診療でエコーを実施した場合は、医療機関で実施する点数項目とは別の項目で算定します。訪問診療（あらかじめ計画して訪問）の日に実施したエコーは、「イ」の400点で、月1回しか算定できません。

同じ在宅でのエコーでも、往診（患者・家族から依頼があって、緊急に出向いて診療する）でエコーを実施した場合は、「ロ　その他」の部位別で算定します。回数の制限はありません。

4 ── 乳幼児加算

一部の生体検査は、乳児・幼児に対して実施した場合に、加算があります。対象の検査と加算額は、生体検査料の通則1・2に挙げられています。

管理料との関連で注意が必要な検査

マル悪と特薬の扱いを理解しよう

B001 の 3 悪性腫瘍特異物質治療管理料、D009 腫瘍マーカー
B001 の 2 特定薬剤治療管理料、D400 血液採取

1 ― 悪性腫瘍特異物質治療管理料と腫瘍マーカー

　腫瘍マーカー検査は、悪性腫瘍を疑った検査なのか、確定診断された患者の検査なのかで、算定方法が異なります。電カルやレセコンでは、検査オーダーがあると自動的に D009 腫瘍マーカーが算定されますが、腫瘍マーカー検査を実施したことを検査料として算定すると、本来算定できる管理料が算定できません。そのときに、事務スタッフが読みとって、管理料として算定しなければなりません。これは、事務スタッフにしかできない重要な仕事です。

◆ 確定診断された患者の場合

　悪性腫瘍と**確定診断**されている患者に腫瘍マーカー検査を行なった場合は、**B001 の 3 悪性腫瘍特異物質治療管理料**▶説明1 を算定できます。
　略して「マル悪」と呼ばれます。

◆ 悪性腫瘍特異物質治療管理料の算定方法

✓ 初回の月は 150 点加算します。

✓ 前月に D 009 腫瘍マーカーを算定している場合は、管理料の初回月とはみなされず、150 点の加算はできません。

✓ この悪性腫瘍特異物質治療管理料には検査実施料・採取料・判断料が含まれるので、管理料を算定するときは別にこれらを算定することはできません。とくに、検査オーダーにあわせてレセコンで自動的に B-V が算定されてしまうこと

説明　１

　マル悪は、月１回、１項目で 360 点、２項目以上400 点が基本です。
　算定対象の検査は D009腫瘍マーカーと同じです。

があるので、B-V を削除するのを忘れないようにしましょう。

✓ レセプト摘要欄に、実施した腫瘍マーカー検査名、初回算定の年月の記載が必須です。初回の加算がある場合は初回月加算であることも記載します。

✓ レセプト傷病名の欄に、対象の病名が確定ずみの病名として記載されていることが必要です。

◆ **悪性腫瘍疑いでの検査の場合**

確定診断前の患者は、マル悪は算定できません。**D009 腫瘍マーカー**を算定します。

2 ― 薬物の血中濃度測定と採取料

◆ **特定薬剤治療管理料 1 とは**

採血をして、薬の血中濃度を測る検査が必要な管理料が、**特定薬剤治療管理料**（B001 の 2）です。

これは、特定の薬剤▶説明2 を投与している特定疾患療養管理料対象の患者への医学管理を提供したことに対して、月 1 回算定する点数です。略して「特薬（とくやく）」と呼ばれます。

特薬の算定には、その月に薬物血中濃度を測定していなければなりません。そして、特薬には採血の費用も含まれていますので、この血中濃度測定の分の B-V を算定することは当然できません。さらに、血中濃度測定と同日の採血費用はすべて特薬に含むと考えます。つまり、その日に別の検査のために採血をした場合も B-V は算定できません。

採血検査があると、電子レセプトで B-V が自動で上がってきてしまうことが多いので、B-V を削除しなければなりません。うっかり忘れると、返戻ではなく減点になってしまうことも多いので、注意してください。

> 説明 2
>
> 特薬は、月 1 回 470 点が基本です。
> 算定対象の特定薬剤と疾患は、「医科診療報酬点数表に関する事項」に定められています。

◆ **特定薬剤治療管理料 1 の算定方法**

✓ 月 1 回 470 点の算定が基本で、初めて算定する月は 280 点加算します（750 点）。翌月と翌々月は加算なし（470 点だけ）になります。

✓ 4 月目以降は、470 点のままの薬と、235 点になる薬があります。

✓ レセプト摘要欄に、血中濃度測定した薬の名前と、初回算定の年月を記載し、傷病名欄に該当の病名が記載されていることが必要です。

✓ 管理料ですから、指導内容の要点がカルテに記載されていなければなりません。

✓ 4 月目以降からは、初回算定年月の記載を省略しても構いません。

画像診断料
画像撮影・診断の算定法の決まりごとを知ろう

E 画像診断

1 ― 画像診断料の点数

◆ 対象

画像診断料は、X線などの画像検査の撮影・診断を行なったとき、または、他院で撮影した画像をみて医師が診断したときに算定できる点数です。

ちょっと補足

画像検査

X線検査

「レントゲン」とも呼ばれます。画像検査のなかでは最もよく実施されます。カルテに「X-P」「X-ray」「透視」「X-D」と書かれていたらX線検査のことです。点数表の区分は、エックス線診断料です。

CT

日本語では「コンピュータ断層撮影」といいます。体の横断面の画像が得られます（輪切りして観察するイメージです）。点数表の区分は、コンピューター断層撮影診断料です。

MRI

日本語では「磁気共鳴コンピュータ断層撮影」といいます。CTと同じように輪切り像が得られるだけでなく、縦断図も得られます。また、X線検査もCTもX線被曝がありますが、MRIでは被曝がありません。点数表の区分はCTと同じで、コンピューター断層撮影診断料です。

核医学診断

点数表区分の「核医学診断料」は、PETやSPECTといった検査が該当しますが、いずれも専門性の高い検査です。

◆ 画像診断料の点数

　画像診断も、検体検査・生体検査と同様に、レセプトの作成ではなく読みかたを優先的に身に付けるとよいでしょう。おおまかな点数構成をまず頭に入れて、レセコンで上がってきたレセプトを読んでみましょう。

　画像診断料は3区分に分かれていますが、診療所で算定件数が多い区分は、エックス線診断料とコンピューター断層撮影診断料の2つです。

2 ― エックス線診断料の点数

◆ デジタル撮影・管理の場合

> 写真診断料　＋　撮影料　＋　電子画像管理加算

　このほかにも、薬や医療材料を使った場合は薬剤料・手技料・材料料を算定できます。

◆ レセプトを読むおもなポイント

✓ アナログ撮影では、電子画像管理加算はとらず、フィルム代を算定します。

✓ 透視検査の場合は、写真診断料ではなく透視診断料で算定します。

✓ 同一部位・同時・同一方法で撮影した場合の写真診断料・撮影料は、2～5枚目は半分の点数で算定されます。そして、6枚目以降は算定できません。

ちょっと
補足

　検査の薬剤料として算定されるものは、たとえば造影剤や発泡剤などです。検査に使った薬価が15円を超える場合にだけ算定されます。

3 ― コンピューター断層撮影診断料の点数

◆ デジタル撮影・管理の場合

> 診断料　＋　撮影料　＋　電子画像管理加算

　エックス線と同様に、薬や医療材料を使った場合は薬剤料・材料料を算定できます。一方、エックス線では診断料と手技料が別ですが、コンピューター断層撮影診

断料には造影剤の注入手技料も含まれており、手技料は別に算定できません。

◆ レセプトを読むおもなポイント

✓ アナログ撮影では電子画像管理加算をとらずフィルム代を算定します。

✓ 撮影料のうち、E200 コンピューター断層撮影と E202 磁気共鳴コンピューター断層撮影は、ひと月に 2 回以上撮影した場合、2 回目以降は 100 分の 80 の算定になります。

✓ 診断料は、ひと月に 1 回だけの算定です。

4 ― 他医療機関で撮影した画像の診断料

画像診断料を算定できるのは、院内で画像検査を実施した場合だけではありません。ほかの医療機関で撮影した画像を診断した場合も、診断料を算定することができます。

患者がフィルムや CD などを持って来られたら画像診断の可能性があります。カルテを確認し、算定漏れがないようにしましょう。

処置料の算定

処置と手術の違い　〜創傷処置と創傷処理は全く別物〜

　一般的な内科のように、手術を行なっていない診療所ではJ処置・K手術を算定することは多くありません。ここでは、内科で比較的算定にあたって迷いやすい点について、レセプトを理解するための算定の決まりを説明します。

1 ── 「処置」の範囲

　処置とは、手術以外で、医師が行なう手当てのことです。手術とは違い、比較的繰り返し行なうことが前提です。

　ただし、算定にあたっては、簡単な処置▶説明1 の費用は基本診療料に含まれていて、処置料として算定することはできません。「J処置」で、内科でも比較的算定されやすいものには、J000 創傷そう処置、J053 皮膚科軟膏処置、J057-3 鶏眼けいがん・胼胝べんち処置、J022-2 摘便てきべん、J119 消炎鎮痛等処置などがあります。

> **説明** 1
>
> 　「簡単な処置」とは、100平方センチ未満の軽度熱傷への手当て、狭い範囲の湿布手当て、浣腸など、具体的に例示されています。

2 ── 処置の点数の読みかた

◆ 処置の点数

処置料　＋　薬剤料　＋　医療材料料

　処置料は、処置を行なった手技料です。基本的に、手・足・目・耳・鼻など左右処置のときも、両側を1回と数えて算定されます。

　薬剤料は、処置をするために使用した薬剤の費用です。消毒薬（イソジン液など）や麻酔薬（キシロカインなど）がよく算定されます。計算方法は Lesson5・04 薬剤

料の計算と同様です。

　使用した**医療材料**の費用も算定できますが、ガーゼや包帯などの衛生材料は処置料に含まれます。

3 ── 処置と手術の違い

　よく事務スタッフが戸惑ってしまうのが、処置と手術との違いです。レセプト上は、このような違いがあります。

	処置料（J）	手術料（K）
回数	比較的繰り返し行なうことが前提。	原則1回かぎり行なう。
薬剤料算定	消毒薬、麻酔薬など算定できる。	麻酔薬の算定が必須（麻酔薬の算定がないと「処置」とみなされレセプトが返ってくる）。消毒薬は手術料に含まれるので、別に算定できない。
片側・両側の扱い	「片側」と規定されている場合を除き、両側で1回と数える。	「両側」と規定されている場合を除き、片側で1回と数える。
医療材料料	衛生材料は処置料・手術料に含まれる	

◆ 創傷処置と創傷処理

　さらに事務スタッフにとってはわかりにくい言葉が、創傷処置と創傷処理です。

　J000 創傷処置は、切ったり縫ったりはしない、傷の手当てです。それに対して、創傷処理（K000）は、切除・結紮・縫合を行なう場合が該当し、レセプト上は手術として算定します。

ちょっと補足

　「処置」は「応急処置」というように、一時的なもの。「処理」は治療を完了させるもの、というイメージで覚えてください。カルテやレセプトを誤って読み取ることがないように、注意しましょう。

レセプト Lesson
note はじめました

レセプト Lesson をはじめよう

レセプト学習動画を期間限定公開中です。
随時更新。

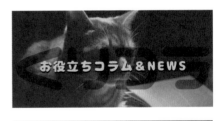

note　レセプトレッスン　**検索**

ほぼ毎日レセプトクイズ

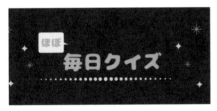

ほぼ毎日、レセプトに関するクイ
ズを出題。復習や力だめしに！

note　レセプトクイズ　**検索**

くりコラ　お役立ちコラム＆ニュース

人気記事

- 生活習慣病管理料と特定疾患療養管理料〈2024 診療報酬改定〉
- 包括的支援加算の対象変更〈2024 診療報酬改定〉

など、毎日のクリニック業務に役立つコラム＆NEWS です。

お役立ちコラム＆NEWS

note　くりコラ　**検索**

A ~ Z

あ 行

関係法令等

令和 6 年厚生労働省令第 35 号　保険医療機関及び保険医療養担当規則の一部を改正する省令

https://www.mhlw.go.jp/content/12404000/001240165.pdf

令和 6 年厚生労働省告示第 57 号　診療報酬の算定方法の一部を改正する告示

https://www.mhlw.go.jp/content/12404000/001218730.pdf

別表第一（医科点数表）

https://www.mhlw.go.jp/content/12404000/001251499.pdf

令和 6 年 3 月 5 日保医発 0305 第 4 号　診療報酬の算定方法の一部改正に伴う実施上の留意事項について（通知）

https://www.mhlw.go.jp/content/12404000/001219505.pdf

別添 1（医科点数表）

https://www.mhlw.go.jp/content/12404000/001252052.pdf

様式

https://www.mhlw.go.jp/content/12404000/001220533.pdf

令和 6 年厚生労働省告示第 58 号　基本診療料の施設基準等の一部を改正する告示

https://www.mhlw.go.jp/content/12404000/001239962.pdf

令和 6 年 3 月 5 日保医発 0305 第 5 号　基本診療料の施設基準等及びその届出に関する手続きの取扱いについて（通知）

https://www.mhlw.go.jp/content/12404000/001252053.pdf

令和 6 年厚生労働省告示第 59 号　特掲診療料の施設基準等の一部を改正する件

https://www.mhlw.go.jp/content/12404000/001251500.pdf

令和 6 年 3 月 5 日保医発 0305 第 6 号　特掲診療料の施設基準等及びその届出に関する手続きの取扱いについて（通知）

https://www.mhlw.go.jp/content/12404000/001252057.pdf

令和 6 年 3 月 27 日保医発 0327 第 5 号　「診療報酬請求書等の記載要領等について」等の一部改正について（通知）

https://www.mhlw.go.jp/content/12404000/001252051.pdf

薬価基準収載品目リスト及び後発医薬品に関する情報について（令和 6 年 4 月 17 日適用）

https://www.mhlw.go.jp/topics/2024/04/tp20240401-01.html

内用薬

https://www.mhlw.go.jp/topics/2024/04/dl/tp20240417-01_01.pdf

注射薬

https://www.mhlw.go.jp/topics/2024/04/dl/tp20240417-01_02.pdf

外用薬

https://www.mhlw.go.jp/topics/2024/04/dl/tp20240417-01_03.pdf

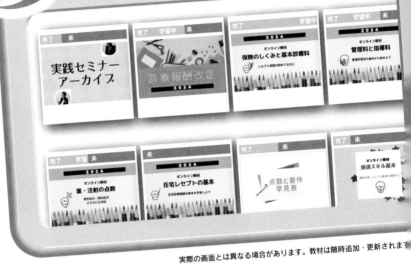

本書は 2022 年小社刊行の書籍「2022-23 年版
診療所事務職のための外来レセプトレッスン
基本（内科）」を改訂したものです。

2024-25年版 診療所事務職のための
外来レセプトレッスン 基本（内科）
－オンライン教材「くりちょこ」バリュー
版つき

2018年 8月 1 日発行	第1版第1刷
2020年 2月10日発行	第1版第8刷
2020年 6月20日発行	第2版第1刷
2022年 2月10日発行	第2版第4刷
2022年 6月 1 日発行	第3版第1刷
2023年 5月30日発行	第3版第3刷
2024年 7月 1 日発行	第4版第1刷

　著　者　神原 充代

　発行者　長谷川 翔

　発行所　株式会社メディカ出版
　　　　　〒532-8588
　　　　　大阪市淀川区宮原 3－4－30
　　　　　ニッセイ新大阪ビル16F
　　　　　https://www.medica.co.jp/

　編集担当　野坂直子／山川賢治
　デザイン　岩井紀子
　イラスト　みやよしえ
　印刷・製本　日経印刷株式会社

ISBN978-4-8404-8455-8　　Printed and bound in Japan

当社出版物に関する各種お問い合わせ先 （受付時間：平日9：00〜17：00）
●編集内容については、編集局 06-6398-5048
●ご注文・不良品（乱丁・落丁）については、お客様センター 0120-276-115